# 医院护理员管理机构
# 运营管理制度及工作流程

主编　许伟祺　刘　云

U0380174

东南大学出版社
SOUTHEAST UNIVERSITY PRESS
·南京·

图书在版编目（CIP）数据

医院护理员管理机构运营管理制度及工作流程 / 许伟祺，刘云主编. -- 南京：东南大学出版社，2024. 10. -- ISBN 978-7-5766-1648-4

Ⅰ. R197.322

中国国家版本馆 CIP 数据核字第 2024S3F890 号

责任编辑：张　慧（1036251791@qq.com）　责任校对：韩小亮　封面设计：徐　飞　责任印制：周荣虎

**医院护理员管理机构运营管理制度及工作流程**
Yiyuan Huliyuan Guanli Jigou Yunying Guanli Zhidu ji Gongzuo Liucheng

主　　编：许伟祺　刘　云
出版发行：东南大学出版社
出 版 人：白云飞
社　　址：南京四牌楼 2 号　邮编：210096
网　　址：http://www.seupress.com
电子邮件：press@seupress.com
经　　销：全国各地新华书店
印　　刷：南京爱德印刷有限公司
开　　本：787 mm×1092 mm　1/16
印　　张：10.75
字　　数：226 千字
版　　次：2024 年 10 月第 1 版
印　　次：2024 年 10 月第 1 次印刷
书　　号：ISBN 978-7-5766-1648-4
定　　价：60.00 元

# 医院护理员管理机构
# 运营管理制度及工作流程

主　　编　许伟祺　刘　云

编　　者　（按姓氏笔画排序）

史　珉　吴　霞　李　平　张　帆

陈　莉　陈诗箫　徐莉莉

编写秘书　朱　静

指　　导　上海市静安区护工服务协会专家组

冯　运　葛燕萍

# 前　言

　　医院是一个每天发生成千上万次服务活动的场所，而完成这些巨量的服务活动，既需要医生护士等专业技术人员的努力，也需要护理员等辅助人员的密切合作。这其中，医疗护理员在医院服务工作中扮演着重要角色。他们不仅为患者提供生活护理，精神心理支持，还要辅助医生、护士观察记录病情。同时，还需要具备专业技能和交流沟通技巧，以便和医生、护士、患者和家属多方密切配合，以使患者获得最好的护理。因此，规范医疗护理员管理机构的运营管理制度和工作流程显得尤为重要。遗憾的是目前这方面的研究和总结还比较少。

　　上海擎浩医院管理有限公司在护理服务产业深耕多年，深知规范管理对提高员工素质和管理水平，提升护理服务质量起着基础性、决定性作用。因此，组织了一批长期从事医疗护理员管理工作，对医疗护理员的工作职责、道德规范、法律法规等方面有着深入的理解和研究，还对医疗护理员管理机构的运营有着丰富的实践经验，并有多年的工作积累的优秀的管理人员，在梳理和整理多年护理服务管理经验和广泛吸收借鉴先进管理理念的基础上，注重理论与实践结合，努力将涉及运营管理的方方面面整理编印成册。

　　全书分为4章，包括运营管理、护工/护理员管理、护工/护理员培训管理、安全预防管理。所有实操内容都附有具体操作表格、考核评分标准及实例样板，方便拿来就能用。通过本书，读者将获得宝贵的实践经验和实用的参考依据，为医疗护理员管理机构带来更高效、更规范的运营模式，也将促进医疗护理员行业的整体发展和提升。

　　由于时间仓促，编写中的不足之处，敬请各位同仁批评指正。

编者

2024 年 9 月

# 目　录

# 第一章

# 运 营 管 理

## 第一节　运营部组织管理结构图

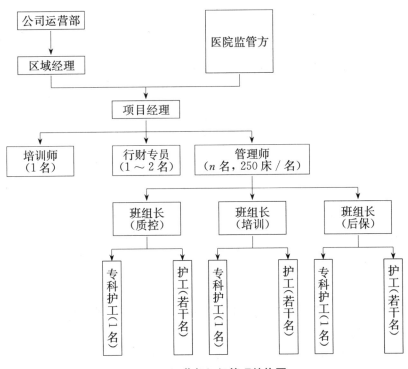

**图 1-1　运营部组织管理结构图**

## 第二节　运营部各级人员岗位职责

### 一、运营部经理岗位职责

1. 在公司总经理的领导下全面负责护理员和生活护理服务管理工作。

2. 根据公司中心工作,负责制定运营部发展规划,年度工作计划定期总结。

3. 负责制定和组织修改运营部的各项规章制度及各级人员职责。

4. 对公司下属各医院的管理工作进行不间断的指导和质量监控,提出整改意见,根据实际情况不断完善管理质量考核标准,使管理工作日臻完善。

5. 每月主持召开全公司区域经理会议及各督导员会议(每周一次区域经理会议,每月一次督导员会议,每季一次管理员会议),布置任务和研究总结工作,交流各管理人员的工作经验,达到互相促进、共同提高的目的。

6. 关心、熟知公司管理人员工作及思想状况,加强考核,并积极向公司总经理提出管理人员升调奖惩的建议。

7. 组织各级管理人员业务培训,加强热爱本职工作教育,培养良好的素质,充分调动他们的积极性。

8. 定期深入各医院(每季巡视各院至少一次),向项目经理了解对医院陪护工作的意见和建议;听取护理部、护士长对陪护工作的意见和建议,向公司反馈信息,提出整改意见。

9. 发生突发事件时,应及时赶赴现场,化解矛盾,综合各方面建议提出解决问题的办法,并于 24 小时内向公司经理报告。

10. 加强质量管理,建立环节和终末质量监控,完善考核标准及方案,不断提升服务质量。

11. 重视企业文化活动的开展,充分调动员工的积极性,弘扬正气,树立优秀员工良好形象,营造一个工作严肃认真、生活和谐宽松的工作环境。

## 二、区域经理岗位职责

1. 在公司运营总监的领导和指导下,全面负责主持区域内护工/护理员管理工作,负责新进驻项目开展,组织和管理与医院相关的活动。

2. 根据公司管理方针、目标,结合运营部工作计划,拟订本区域年度工作计划,并组织实施,做到月有重点、周有安排。

3. 定期参加公司区域经理例会、主管会议,汇报一线工作情况,进行工作交流,提出改进建议,提高管理效能。每半年组织一次区域内全体管理人员会议,进行工作总结及布置下阶段工作任务。每年年底组织区域内各医院进行工作情况汇报,并给予点评和总结。

4. 掌握并关心区域内各项目组管理人员思想及工作情况,加强管理人员规范操作,做到"安全第一",杜绝一切不良事件发生,并指导和关注新入职员工的业务能力。

5. 指导区域内项目组的业务管理工作,每月查看各医院项目组的计划完成情况并记录,每半年组织一次区域内项目组的质量检查,了解各医院质量管理中存在的问题和整改落实情况。

6. 每月一次拜访各医院主管护工/护理员的部门负责人，不定期与各医院护理部和主要科室护士长联系，及时沟通听取意见，及时整改。了解医院对管理人员工作的满意度，每季度完成一次护士长对管理老师满意度的测评，并进行汇总分析。

7. 了解区域内各项目组不良事件发生情况，一旦发现应及时向公司领导汇报，必要时赶赴现场，指导及配合项目组研讨处理方案，并比较分析各处理方案的优劣，上报公司审核。同时组织项目组讨论分析，制订整改方案。

8. 定期对区域内各项目组经理/主管的业务能力、管理水平进行评价，并向主管部门汇报，积极发现并培养优秀人才；对于不达标的管理人员要及时约谈、帮带，并汇报运营部及人事部备案，以便更合理地使用管理人才。

9. 督促各项目组全面推进智慧陪护系统上线工作，提高用户线上下单和线上付款率。

10. 加强院内院感控制管理，检查管理员及护工/护理员戴口罩、手卫生等职业防护执行情况，督促项目组做好相关工作。

11. 关注项目的合同履行状况，如收费、合同到期等，协助公司维护好各层级的关系。

12. 有经营意识，关注各项目组的绩效、经营状况，给予必要的监督审计，不断挖掘拓展新项目、开展新模式。

13. 积极支持人力资源调配，掌握相关医院的信息并收集、汇总和响应。

## 三、驻院项目负责人岗位职责

1. 在区域经理的领导下，区域经理及医院主管部门的指导下开展工作。

2. 熟悉并掌握本岗位职责，掌握各项工作流程及操作方法，工作主动热情、以身作则，为团队树立榜样，顺利完成日常工作。

3. 根据公司管理目标，拟订年度培训计划和月工作计划，安排周工作重点，认真完成各类台账记录（派工单、收据、考勤、排班、每月计划总结、会议培训记录、培训业务计划等），每月按时出席院方及公司的各种会议。

4. 每天巡视病房，落实派工，了解并指导护工/护理员工作，督促管理老师做好"E护通"平台宣传、患者情况评估等工作，查看护理质量，确保患者安全。

5. 每周组织一次晨会，对存在的问题进行分析，达到交流总结工作、制订整改措施、提高工作效率的目的，促使项目组成员随时了解及明确工作方向，不断提升服务质量（每周记录一次）。

6. 负责记录项目组内员工的岗位出勤情况，了解其任职能力及工作全方面情况，并定期总结其工作实绩向区域经理汇报，对新老员工进行业务指导。

7. 对发生的任何不良事件必须及时向区域经理及病区护士长汇报,协同管理员做好事件发生经过的原始记录,事后组织驻院全体管理人员讨论,提出处理事件的意见(保留事情发生经过、处理措施、结果、处罚内容等资料),同时积极与医院、患者家属沟通和协调,认真听取意见(包括各类投诉),反馈信息并及时整改。

8. 正确协调与院方的关系,保持与各职能部门、病区主任、医生、护士长的联系,每月主动拜访医院相关人员,对于院方提出的意见和建议,以积极姿态为其服务并解决问题。

9. 每月组织护工/护理员大会和培训会议,做好记录,并处置好护工/护理员间的关系。做好戴口罩、手卫生的卫生宣教工作。

10. 加强本部门的物品管理,严格控制本项目物品的领用和发放,及时做好记录,确保设备被合理使用并得到妥善保养,有问题及时维修。

11. 支持区域经理对其他合作医院的人力调拨,配备机动岗并监督,及时反映工作中的各类动态,包括但不限于医院方面、价格方面、护工/护理员收入方面、事故和投诉处理方面、主管部门问题、管理人员个人情绪等方面的动态。

12. 积极推进"E护通"平台上线,做好患者评估及满意度测定,完成公司布置的工作。

## 四、培训师岗位职责

1. 在公司运营培训部的领导下工作,协助拟订培训计划和实施方案,确保培训计划落到实处。

2. 在上级部门领导下,收集、评估相关课程,学习临床护理新知识;开拓并维护合适的学习与培训渠道,不断改进培训模式,如应用网络、多媒体平台等,采取线上线下相结合的新型培训模式,确保培训资源的丰富性与对护理员培训的适用性。

3. 定期根据培训计划录制培训视频上架"e答课程"平台,准备培训课件及试卷并下发至项目组,辅助项目组进行护理员在岗培训,详细讲解各项工作流程及操作要点,并检查督促。

4. 参加公司和病区组织的会议,了解科室要求和护理员需求,编制培训讲义,做好备课工作,丰富课程内容,设计课程结构,做好现场把控,根据课程反馈不断完善培训课程,提高自己的教学管理能力。

5. 以身作则、为人师表,自觉遵守公司和院方的各项规章制度。

6. 根据公司拟订的教学计划和要求,负责实施并把握质量。

7. 督促护理员认真执行各项规章制度、行为守则和操作规程,做好各项生活照护工作,进病区与护士长沟通护理员操作技能情况,对护士长提出的建议做记录、反馈并进行培训考核。

8. 多与护理员沟通，了解其思想动态，做好稳定工作，有特殊情况及时汇报。

## 五、培训师工作制度

1. 培训师仪容仪表：为树立和维护培训师的良好形象，规范化管理，应严格按规定着装。总体要求得体、整洁、大方。头发不夸张，整齐有风度。

2. 制订教学计划：在公司上级部门领导下，根据临床培训与发展工作的实际需求，开发、实施和更新各医疗护理员理论、临床技术及管理等培训课程。

3. 组织落实情况：按时间节点完成医疗护理员培训工作，落实每月对点项目组培训计划，管控课堂纪律，调动课堂气氛，提升培训效果。

4. 提升综合素质：不断学习，提升自身素质，不断提高培训质量。

5. 教学总结：进行专项培训、活动和本年度培训工作的总结，针对存在的问题制定整改措施；对培训方法、课程内容等提出改进建议，协助培训部完善公司培训体系、培训计划。

6. 考勤制度：应严格遵守出勤制度，按时完成培训任务。如遇特殊情况，需提前报备请假，以保证项目组培训工作正常开展。

## 六、驻院管理员岗位职责

1. 在区域经理及项目负责人的领导下，全面负责护工/护理员的管理工作，熟悉掌握本岗位职责。

2. 掌握、了解本院护工/护理员的性格和思想情况，并随时教育和关心护工/护理员工作，加强思想教育，稳定护工/护理员情绪。

3. 了解患者的疾病诊断、病情、护理要点、饮食习惯、性格和思想情况，经常与患者家属交流，随时听取其意见和需求，不断提升护工/护理员服务质量。

4. 每日加强巡视，负责督促护工/护理员工作，加强安全意识，并指导护工/护理员进行各项操作(确保患者床单位、被服整齐，保持患者个人卫生情况整洁，协助患者翻身，维持患者皮肤的完整性，落实安全预防措施，维持病室环境等)。

5. 监督和检查护工/护理员偷工漏工、违反劳动纪律、服务态度差等问题，现场进行处罚和教育，积极参与院内管理系统和方法的调整，提供数据、线索或依据，供项目负责人和区域经理参考等。

6. 了解所管病区患者的情况，如新患者、手术患者及需要陪护的患者，宣传公司陪护优势，根据患者情况合理安排护工/护理员上岗，做好岗前培训。

(1) 正确、及时填写派工单；

（2）明确告知患者家属派工单上内容，使家属理解将会发生的陪护风险；

（3）做好"E护通"平台宣传，督促患者或其家属微信下单，完成新下单患者的评估工作。

7. 发生不良事件后及时向项目负责人及该科护士长汇报，并协助稳定患者、家属、护工/护理员情绪，及时记录发生事由和过程，与该院项目组成员一起分析讨论，发表处理意见（首先处理→汇报→要求协助）。

8. 积极学习护理知识，做好护工/护理员岗前培训、带教指导和评估工作，进行夜查和抽查，按时参加公司有关会议，配合项目负责人组织护工/护理员培训会议。

9. 每月对每个护工/护理员进行满意度测评，每月汇总测评成绩。

10. 记录和整理护工/护理员表现，加强管理并针对性开展教育和培训工作。

11. 督促检查护工/护理员戴口罩、手卫生情况，按医院要求执行。

## 七、驻院管理员工作制度

1. 管理员按照各自岗位职责，全面、认真、负责地履行自身岗位职责，做好医院护工/护理员管理工作，对公司各项管理制度都应严格遵守。

2. 在日常工作中严格遵守管理工作中的礼仪规范要求。

3. 管理员上岗时必须穿着规定工作服，并挂牌上岗。

4. 管理员必须按时上班，不迟到、早退、无故缺岗。上班时间不擅自离开工作岗位。

5. 每日开好晨间会议，做好工作交流，以便高效完成当日护工/护理员管理工作。

6. 做好每日楼面巡视工作，严格按照公司工作流程和要求做好巡视、检查、沟通、派工、结账等工作。不得粗言秽语。

7. 项目组员工之间应和睦相处、互助互爱，并合作完成工作任务。在工作中不互相猜忌、制造矛盾，严禁吵闹及打架滋事。

8. 在巡视楼面时言行举止有礼，不与患者、患者家属、医护人员发生吵架、打架等不文明行为。

9. 爱护公司及医院财物，不损坏及擅自揣离，不将公司和医院财物及资源作私用。

10. 自觉维护医院环境卫生，不随地吐痰及乱抛垃圾。在医院内看见有人吸烟、随地吐痰或乱抛垃圾，应进行劝阻。

11. 不在上班时间饮食、睡觉、饮酒、吸毒、喧哗、嬉戏或在禁烟区吸烟。不偷窃或利用欺骗手段窃取公司、医院或他人的金钱财物。不篡改或伪造文件、记录及报告。不接受管理对象任何形式的贿赂或向他人索要金钱财物。

12. 严格进行院内感染控制管理，按照医院要求严格落实各项工作。

## 八、驻院管理员岗位职责(值班、夜班)

1. 认真完成白班工作,听取其他日班管理员重点工作交接情况汇报,注重重点患者、特殊情况和医院相关部门交代的工作重点。

2. 保持联系畅通,确保有情况发生时10分钟内能赶到现场。

3. 加强巡视

(1) 一般巡视:需关注①护工/护理员是否遵守劳动纪律。②护工/护理员交接班工作。③环境是否整洁、有序。④护工/护理员接待新患者。⑤床栏是否拉好。

(2) 重点巡视:当日新入院患者、手术、危重及特殊情况患者的护理措施,对发现的问题及可能发生的问题给予指导,全程督查护理安全措施的落实情况。

4. 若有突发情况或发生不良事件及时向项目负责人及医院值班人员汇报,并协助稳定患者、患者家属、护工/护理员情绪,及时记录发生事由和过程,与项目组成员一起分析讨论,发表处理意见。

5. 书写巡视记录,力求简明扼要、重点突出。

6. 晨交班汇报夜间特殊情况,交清白天需要关注的重点患者、重点情况。

7. 积极学习,不断提升专业知识和分析处理问题的能力。

## 九、驻院管理员岗位职责(一人管理的医院)

1. 在区域经理的领导下,全面负责护工/护理员的管理工作,熟悉掌握本岗位职责,认真做好公司规定的台账工作。

2. 掌握、了解本院护工/护理员的思想情况,并随时教育和关心护工/护理员,及时加强思想教育,稳定护工/护理员情绪。

3. 了解患者的疾病诊断、病情、护理要点、饮食习惯、性格和思想情况,经常与患者家属交流,随时听取其意见和需求,不断提升护工/护理员服务质量。

4. 每日加强巡视,负责督促护工/护理员工作,加强护工/护理员安全意识,并指导护工/护理员进行各项操作(确保患者床单位、被服整齐,保持患者个人卫生情况整洁,协助患者翻身,维持患者皮肤的完整性,落实安全预防措施,维持病室环境等)。

5. 监督和检查护工/护理员偷工漏工、违反劳动纪律、服务态度差等问题,现场进行处罚和教育,积极参与院内管理系统和方法的调整,提供数据、线索或依据,供区域经理参考等。

6. 根据患者特点,合理安排护工/护理员上岗,做好岗前培训。

(1) 正确、及时填写派工单;

(2) 明确告知患者家属派工单上内容,使家属理解将会发生的陪护风险,并让家属在派工单上签字确认；

（3）做好"E护通"平台宣传，督促患者或其家属微信下单，完成患者评估及满意度测评工作。

7. 及时处理不良事件，向区域经理及该科护士长汇报并协助稳定患者、家属、护工/护理员情绪，及时记录发生事由和过程（首先处理→汇报→要求协助）。

8. 积极学习护理知识，做好护工/护理员岗前培训、带教指导和评估工作、夜查和抽查，按时参加公司有关会议。

9. 每月对护工/护理员进行满意度测评，每月汇总测评成绩。

10. 遵守公司财务制度，执行财务相关管理规定。

11. 严格遵守公司保密制度，不与非公司相关人员谈论有关营业收入、奖金等有关涉及公司机密的问题。

12. 督促检查护工/护理员戴口罩、手卫生情况，按医院要求执行。

## 十、驻院行财专员岗位职责

1. 认真遵守会计职业道德规范的基本内容。爱岗敬业，诚实守信，廉洁自律，客观公正，坚持准则，提高技能，参与管理，强化服务。

2. 严格按照收款工作流程收款入账。

3. 妥善保管现金，除公司财务制度规定数额的备用金以外，每天将现金及时存入银行并核对账面余额，做到账款相符。

4. 现金收付款时，要当面点清并使用验钞机查验，以防假币。

5. 对于领取的各类收款收据、发票、陪护协议、预收款收据，用完后及时将存根交回公司注销。对于作废的各类票据，应与存根一同上交公司，严禁自行销毁。

6. 严格执行本公司现金管理制度，不得挪用公款，不得以白条抵充库存。每天按要求登记"现金流水账"和"预收退款结账表"。

7. 收款员按规定时间向公司财务部上报当天"现金流水账"和"预收退款结账表"，确保账实相符，具体核对公式如下：

（1）当日预收款余额＝上日预收款余额＋预收金额－退款－结算金额－审批完成后的异常单金额；

（2）当日资金总额＝上日资金总额＋当日预收资金总额－当日资金退款总额。

8. 现金流水账按要求连续登记，日期、摘要、收入、支出、余额如实登记，保持账面清楚、书写认真、登账及时准确，不私自涂改和撕毁账页。

9. 编制凭证时，必须做到陪护协议、收据、发票日期金额相一致，不涂改、抽换或撕毁原始单据，保证原始凭证真实有效。

10. 每月编制的"护理员收入明细表"必须由项目经理复核并签字,护理员工资经公司财务部确认后统一发放。对于有请假或离职等特殊情况的护理员,如需提前发放工资,由收款员核对其服务订单准确无误,经项目经理复核,由财务部确认后方可提前发放,同时护理员须在收入明细表上签收。

11. 项目每月向医院缴纳的管理费,经公司财务对账确认后,按合同约定付款方式及付款时间向医院支付。

12. 每月底结账,线上及线下对账方式:

(1) 线下:每月底结账,做好医院、公司利润分配。根据公司财务部安排进公司对账,带好当月所有凭证、现金流水账、预收款余额明细表、预收退款结账表(含电子文档)、增值税普通发票开票汇总和明细,做好当月汇总,交公司财务部并确认。

(2) 线上:每月底结账,核对系统与业务之间产生的预、退、结、余等数据一致后与公司财务部完成核对。根据增值税普通发票开票汇总和明细做好当月汇总,交公司财务部并确认。

13. 规范罚金的用途。收到和使用罚金时,由收款员保管和支付,由项目经理登记明细,并附上原始凭证,做到专款专用。

14. 若在工作中遇到问题,应及时汇报公司财务部。未经公司财务部允许不擅自支配或坐支现金,擅自支配资金产生的收益归公司所有,产生的损失由擅自开支的个人自行承担,同时公司有权追究其法律责任。

15. 开具发票严格遵守增值税普通发票管理制度,没有发票税控器的医院如需发票,一律由公司发票管理员负责开具,并快递给患者或其家属。

16. 巡视病房,做好派工工作和"E护通"平台宣传工作。

17. 收款员在区域经理/项目经理的领导和公司财务部的业务指导下,认真全面负责该项目组的工作。

18. 加强业务学习,熟练操作电脑,不断强化工作技能,提高业务水平,出色完成本职工作及上级赋予的其他任务。

## 十一、第三方公司管理岗位职责

### (一) 护理处管理职责

1. 全面负责第三方公司业务指导和监督管理工作。

2. 定期抽查第三方公司运营模式、服务价格、服务质量等。

3. 每季度走访科室了解岗位编制实时情况。

4. 制订年度工作计划并组织实施和考核。

5. 实时督查第三方公司合同履行情况。

6. 完成上级领导临时交办的其他工作。

### (二) 护士长管理职责

1. 在护理处、科主任的领导下,全面负责科室业务指导和监督管理工作。

2. 定期抽查第三方公司运营模式、服务价格、服务质量等。

3. 对突发的紧急、意外事件等,及时上报护理处,并通知第三方公司。

4. 确定科室护工/护理员和勤杂工的工作流程。

5. 协助第三方公司进行技术操作规范化培训。

6. 协助第三方公司了解员工思想状态。

7. 协助第三方公司清理"黑护工/护理员"。

8. 熟知科室员工岗位编制。

9. 完成上级领导临时交办的其他工作。

### (三) 项目经理职责

1. 在护理处、科室护士长(负责人)、公司的领导下,全面负责公司业务指导和监督管理工作。

2. 定期组织项目管理员进行各项巡查,如每日查房、月交叉查房、月夜查房及节前查房等。

3. 对突发的紧急、意外事件等,及时上报科室护士长(负责人)、护理处。

4. 定期抽查公司运营模式、服务价格、服务质量等。

5. 制订公司年度工作计划并组织实施和考核。

6. 制定科室护理员的岗位职责。

7. 负责制订员工技术操作规范化培训计划。

8. 实时监督公司合同履行情况。

9. 全面了解员工思想状态。

10. 完成上级领导临时交办的其他工作。

### (四) 项目管理员职责

1. 在护理处、科室护士长(负责人)、项目经理的领导下,全面负责员工业务指导和监督管理工作。

2. 定期落实各项查房制度,如每日查房、周交叉查房、月夜查房及节前查房等。

3. 对于突发的紧急、意外事件等,及时上报项目经理、科护士长(负责人)、护理处。

4. 每日抽查员工工作质量、服务价格、服务质量等。

5. 落实并督促科室护工/勤杂工和护理员的岗位职责及工作流程。

6. 定期组织实施公司制订的年度工作计划。

7. 负责组织员工技术操作规范化培训。

8. 全面了解员工思想状态。

9. 完成上级领导临时交办的其他工作。

### （五）员工岗位职责

1. 护工岗位职责

（1）在科室护士长（负责人）领导下，在护士指导下，在公司管理下，负责科室各类基础照护工作及非技术性护理工作。

（2）对于突发紧急、意外事件，及时上报管理员、科室护士长（负责人）、护理处。

（3）不操作鼻饲、吸痰等技术性护理工作。

（4）不向患者家属暗示或索要钱、物等。

（5）不使用电饭锅、电水壶等危险物品。

（6）负责病区内各类被服管理及床单元整理，保持病房整洁。

（7）负责患者基础护理。

（8）负责科室内患者转床。

（9）严格掌握并执行各类消毒隔离制度。

（10）熟练掌握岗位工作流程和操作技能。

（11）每周参加技术操作规范化培训。

（12）完成上级领导临时交办的其他工作。

2. 勤杂工岗位职责

（1）在科室护士长（负责人）领导下，在护士指导下，在公司管理下，负责科室各类勤杂工作。

（2）对于突发紧急、意外事件，及时上报管理员、科室护士长（负责人）、护理处。

（3）负责领取病区医疗耗材、办公用品、文件、资料等。

（4）负责专科实验室和医技辅助科室相关勤杂工作。

（5）负责在医护人员指导下送检送修小型医用设备。

（6）负责病区各种临时性物品领取和外送工作。

（7）负责推送/陪同科室危重患者外出检查。

（8）负责病区各种检查、检验标本运送。

（9）熟练掌握岗位工作流程和操作技能。

（10）每周参加技术操作规范化培训。

（11）完成上级领导临时交办的其他工作。

3. 护理员岗位职责

（1）在科室护士长（负责人）领导下，在护士指导下，在公司管理下，负责患者的陪护工作。

（2）对于突发紧急、意外事件，及时上报公司、科室护士长（负责人）、护理处。

（3）不操作鼻饲、吸痰等技术性护理工作。

（4）负责患者餐前、餐中、餐后的护理工作。

（5）严格落实安全防护制度，确保患者安全。

（6）不向患者家属索要或暗示索要钱、物等。

（7）不使用电饭锅、电水壶等危险物品。

（8）熟练掌握岗位工作流程和操作技能。

（9）每周参加技术操作规范化培训。

（10）服从公司统一安排和调度，不私自换岗、离岗、脱岗。

（11）保持服务病床的床单位整洁。

（12）保持患者的个人卫生整洁。

（13）尊重、保护患者隐私。

（14）不从事其他业务。

（15）完成上级领导临时交办的其他工作。

备注：员工岗位职责中护工和勤杂工为护勤项目（科室）员工，护理员为陪护项目员工。

# 第三节　运营部各级人员工作流程

## 一、运营部经理工作内容

按公司年度工作目标制订运营部年度工作计划，包括业务目标、质量目标、护工/护理员招聘目标、新项目/新模式目标、质控培训计划、人员管理计划、财务管理计划、智慧陪护系统指标完成计划等。

1. 根据年度工作计划制订分解计划、具体实施方案。根据分解计划和实施方案合理分配人力、财力和物力等资源。

2. 每半年对计划的组织、实施情况进行评估，及时调整实施方案；落实各项计划并监控其实施情况，推动并确保营业指标顺利完成。

3. 每半年对各项目组年度计划目标达成情况进行评估分析，及时调整运营计划和方案。

4. 制订年度质控计划并组织实施,每半年对质控结果进行评估。

5. 制订年度培训计划并确保其有效实施,每季度对培训结果进行评估。

6. 每月组织召开部门例会,设立会议主题,研究、讨论和总结部门工作。

7. 每季度组织召开专门会议,研究和设计新的服务方式,进行试点推广,并评估其效果。

8. 按计划主持召开区域经理会议及项目督导会议。

9. 按计划参加区域会议,了解现场员工思想动态,听取现场工作经验及工作建议。

10. 每月巡视超大型、大型项目组,以及需要重点关注的项目组,并拜访院方主管部门,听取意见,及时反馈整改措施。

11. 参加大型和重点医院的月度(第三方)工作会议,落实院方提出的工作要求,配合院方迎接各项检查。

12. 按计划对医院各级领导进行节前拜访,平时主动联系汇报工作,听取意见和建议,不断改进工作方法,提高公司美誉度。

13. 在发生差错事故的节点组织差错事故和不良事件的分析讨论会,反思日常运营计划、制度体系和业务流程,优化完善运营管理。

14. 组织实施支援外地业务、新项目开荒等。

15. 对下属管理人员的业务能力、管理水平进行评价,积极发现培养优秀人才。

16. 制定本部门年度预算,并进行监控;合理分配和运用资金,保持本部门财务状况良好。年终向公司领导述职。

## 二、区域经理工作内容

### (一) 年度工作内容

1. 有年度工作计划,按公司及运营部工作目标制订区域年度工作计划,包括业务目标、质量目标、护工/护理员招聘目标、新项目/新模式目标、智慧陪护系统指标等。

2. 每年进行工作总结,包括业务指标完成情况、护工/护理员数完成比例、不良事件投诉情况、新模式开展情况、质控检查情况、团队建设情况,有数据分析,有对比(同比及环比)。

3. 年终向公司领导述职。

4. 完成公司布置的其他任务,如支援外地业务、新项目开荒等。

5. 定期拜访区域内医院各级领导,平时不定期去汇报工作,听取意见和建议,不断改进工作方法,提高公司信誉度。

6. 每半年组织区域内全体管理人员会议一次(线上),进行工作总结及布置下阶段工作任务并有记录。

7. 参加运营部组织的每年两次质控检查,对存在的问题提出改进意见。

8. 对市场部预告的合同即将到期的医院,配合市场部跟进合同,发现异常情况及时汇报并提出应对措施。

9. 若医院主要领导变化及时向公司总经理汇报,并进行拜访,主动介绍。

10. 对工作组管理员进行评价,并推荐优秀员工参加公司竞聘及优秀员工的评选。

11. 完成公司布置的其他工作和任务。

### (二) 季度工作内容

1. 每季度对所有项目组进行质量检查,内容包括台账、护工/护理员质量考核、管理员质量考核、护工/护理员满意度及管理员满意测评,检查结果报运营部。

2. 对检查中存在的问题进行整改并组织落实。

3. 了解项目组管理员思想动态,经常鼓励安慰,使之安心工作。

4. 对新督导及管理员进行工作指导和培训,帮助其克服困难,提高业务和护工/护理员管理能力。

5. 深入病区了解管理员及护工/护理员实际工作情况,不能只听工作组汇报;听取护士长和患者意见,包括护工/护理员服务态度、安全防范、专科技能等。

6. 有计划地轮流参加工作组晨会、护工/护理员大会、工作组问题分析会(护工/护理员组长会),全面深入了解工作组情况,引导管理员建立经济意识、成本控制意识、质量和安全意识,减少现金流,让用户线上付款。

7. 拜访所有医院主要负责人、护理部主任、院领导,听取其意见,介绍公司新模式和设想、调价方案等,最好在院内进行试点,争取院方支持。

### (三) 月工作内容

1. 按年度工作计划,结合公司和运营部工作重点,制订区域月工作计划。

2. 按时参加公司部门例会、督导会、区域经理会、新项目入驻会(竞聘会),进行工作汇报,分享经验教训,对碰到的问题进行分析,提出合理化建议和方法供领导参考。

3. 参加院方月度(第三方)会议,落实院方提出的工作要求,配合院方迎接各项检查。

4. 做新入驻项目月度总结,包括业务收入、护工/护理员情况、管理员情况、模式改变设想。

5. 对项目组发生的不良事件和投诉提出处理意见,必要时参与处理,减少损失和影响。事后组织管理员共同分析讨论,提出整改措施并进行跟踪复查,并向运营部汇报处理结果。

6. 按计划拜访院方领导。

7. 查看智能陪护数据及服务人员的意见,反馈给项目组负责人。

8. 当项目组运营状况不佳、数据不达标、院方提出意见整改不力时,及时了解情况,蹲点项目组并与项目组成员一起进行分析整改,达到公司和院方的要求和目标。

**(四) 周工作内容**

1. 参加工作组晨会至少 1 次,听取督导及管理员工作汇报,传达和布置工作重点,对存在的问题进行分析,提出整改措施,提升陪护质量和业务收入。

2. 按月、季度安排完成质控、拜访工作。

3. 完成工作周报,每周一报运营部。

4. 进行区域内护工/护理员紧急调配。

5. 出现院内突发事件及时到场应急处理,处理后汇报上级领导。

6. 协调项目组人员之间、公司之间关系,处理矛盾,创造团结、进取、与公司保持一致的团队氛围。

## 三、驻院项目负责人日常工作流程

表 1-1　驻院项目负责人日常工作流程

| 时间 | 工作内容 | 工作标准 |
|---|---|---|
| 上午 | 准时上班 | 在岗在位,无迟到早退,外出留行踪 |
| | 仪容仪表 | 挂牌上岗,仪表端庄,举止大方 |
| | | 不留披肩发、长指甲,服装整洁 |
| | 夜间工作评估 | 掌握新患者情况、夜间工作情况,特殊情况 |
| | 组织晨会 | 将公司会议精神传达给项目组人员并让其签名 |
| | | 传递工作信息,信息反馈,工作交流 |
| | | 根据情况做出总结,布置当天的工作 |
| | 巡视病区 | 查看护工/护理员劳动纪律、仪容仪表、病室环境,患者个人卫生状况 |
| | | 关注护工/护理员思想情况,及时关心和教育,稳定护工/护理员情绪 |
| | | 回访患者听取意见,督查护工/护理员护理质量,戴口罩、手卫生、串岗情况等 |
| | | 重点查看高危患者、特殊患者护理工作质量,采取安全防范措施,质量持续改进 |
| | | 随时听取护士长和病区护士意见 |
| | | 随时处理应急突发状况 |

（续表）

| 时间 | 工作内容 | 工作标准 |
|---|---|---|
| 下午 | 协调工作 | 拜访主管部门负责人,正确协调各方关系,以积极姿态为其服务、解决问题 |
|  |  | 完成医院、公司布置的各项工作 |
|  | 护工/护理员大会 | 组织护工/护理员大会,准备内容,主持会议 |
|  | 护工/护理员培训 | 制订培训计划,按时完成护工/护理员培训,定期或不定期考核 |
|  | 考核 | 负责项目组内员工的岗位出勤、工作质量考核 |
|  |  | 了解管理员任职能力和工作全方面情况,做好新老管理员岗位业务指导 |
|  | 台账记录 | 认真、正确完成各类台账记录 |

1. 参加院方的相关会议,听取意见和建议,保持良好工作联系。
2. 修订并完善项目组各项工作流程及要求。
3. 组织项目组新业务运作,督查并指导,包括前期推进、过程跟踪及后期效果评价。
4. 负责处理各类紧急事件(如投诉、异常事件等)。

## 四、培训师工作流程

表1-2　培训师工作流程

| 时间 | 工作内容 | 工作标准 |
|---|---|---|
| 上午 | 准时上班 | 在岗在位,无迟到早退,外出留行踪 |
|  | 仪容仪表 | 挂牌上岗,仪表端庄,举止大方 |
|  |  | 不留披肩发、长指甲,不佩戴戒指等首饰,服装整洁 |
|  | 巡视病区 | 查看护工/护理员劳动纪律、仪容仪表,病室环境,患者个人卫生状况 |
|  |  | 听取患者及家属对护工/护理员工作的意见 |
|  |  | 重点查看护工/护理员工作质量,抽查其培训知识掌握情况,考核其操作技能 |
|  |  | 听取护士长意见,对护士长提出的建议做记录、反馈并进行培训考核 |
| 下午 | 组织培训 | 与项目组老师共同组织维持培训会议记录,协助签到 |
|  |  | 根据计划召开培训会议,管控课堂纪律,调动课堂氛围,提升培训效果 |
|  |  | 协助落实培训记录、签到、考核情况 |
|  | 培训台账 | 查看项目组培训台账记录,新护工/护理员入职考核情况,在岗护工/护理员培训签到及考核情况 |
|  | 沟通 | 与项目组管理老师沟通,了解其思想动态,及时给予培训、帮助 |
|  |  | 向项目组督导反馈病区培训巡视情况 |

（续表）

| 文件准备 | 协助拟订培训计划和实施方案,确保培训计划落实到位 |
| --- | --- |
| | 根据计划录制培训视频上架"e答课程"平台 |
| | 准备培训课件及试卷并下发至项目组,辅助项目进行护工/护理员培训 |
| | 每月准时参加运营部会议 |

## 五、驻院管理员日常工作流程

表1-3　驻院管理员日常工作流程

| 时间 | 工作内容 | 工作标准 |
| --- | --- | --- |
| 上午 | 准时上班 | 在岗在位,无迟到早退,外出得到项目负责人同意并留行踪 |
| | 仪容仪表 | 挂牌上岗,仪表端庄,举止大方 |
| | | 不留披肩发、长指甲,服装整洁 |
| | 夜间工作评估 | 汇报和听取新患者情况、夜间工作情况,特殊情况 |
| | 参加晨会 | 传递工作信息,信息反馈,工作交流 |
| | | 听取项目负责人今日工作重点 |
| | 巡视病区 | 查看护工/护理员劳动纪律、仪容仪表、手卫生、戴口罩、串岗情况,病室环境,患者个人卫生状况等 |
| | | 关注护工/护理员情绪和思想情况,及时关心和教育 |
| | | 察看新患者和当日手术患者,全面评估、了解其需求,做好自我介绍 |
| | | 合理安排、调配护工/护理员,派工规范 |
| | | 回访新请护工/护理员患者,了解护工/护理员服务情况,听取意见 |
| | | 查看患者安全预防措施、翻身、皮肤完整性,发现问题立即整改 |
| | | 关注患者吃饭情况,护工/护理员协助用餐 |
| 下午 | 巡视病区 | 听取患者、护士长意见,对护工/护理员进行满意度测评 |
| | | 随时为出院患者结账,并对护工/护理员进行评价 |
| | | 及时处理各类事件,必要时上报 |
| | 巡视记录 | 巡视记录及时、正确、完整,字迹清晰 |
| | 质量考核 | 按时完成护工/护理员质量考核,及时记录,并做好复查 |
| | | 督查护工/护理员遵守规章制度情况、服务礼仪、操作规范 |
| | 护工/护理员培训 | 积极学习护理知识,做好护工/护理员岗前培训、带教指导和评估工作 |
| | | 配合项目负责人组织护工/护理员培训会议 |
| | 晚交班 | 简要汇报当日特殊情况和关注要点,做好下班前安全检查工作 |

## 六、驻院管理员工作流程(值班、夜班)

表1-4　驻院管理员工作流程(值班、夜班)

| 时间 | 工作内容 | 工作标准 |
| --- | --- | --- |
| 4:30—8:00 | 日班工作 | 同日班工作标准 |
| | 晚接班 | 听取日班管理员交接重点,关注重点患者、特殊情况和医院相关部门交代的工作重点 |
| | | 听取项目负责人当日工作重点,传递工作信息,反馈信息 |
| | 巡视病区 | 查看护工/护理员劳动纪律、仪容仪表、病室环境、秩序(不乱晾晒衣物) |
| | | 关注护工/护理员情绪和思想情况,及时给予关心和教育 |
| | | 察看新患者、当日手术患者和特殊情况患者的护理措施 |
| | | 有情况合理安排、调配护工/护理员,派工规范 |
| | | 全程督查护理安全措施的落实情况 |
| | | 抽查患者安全预防措施、翻身、皮肤完整性,发现问题立即整改 |
| | | 听取患者及其家属对护工/护理员工作的意见和建议,及时改进 |
| | | 及时处理各类事件,必要时上报 |
| | 巡视记录 | 简明扼要、重点突出,及时、正确、完整,字迹清晰 |
| | 晨交班 | 汇报夜间特殊情况,交清白天需要关注的重点患者、重点情况 |

## 七、管理人员日常沟通用语

文明用语三大原则:称呼恰当、口齿清晰、用语文雅。

使用礼貌用语要做到"四有四避"。"四有"即有分寸、有礼节、有教养、有学识,"四避"即避隐私、避浅薄、避粗鄙、避忌讳。

1. 入院派工前接待时使用安慰性语言——态度诚恳、热情达意

(1)"您好!我×××的管理人员×××,您需要请护工/护理员吗?"

(2)"好的!我会尽快为您安排符合您要求的护工/护理员,同时会将护工/护理员带到您的床边。"

(3)在患方要求一对一服务,而我们不能满足时回答:"您的要求我知道了。对不起,目前没有待岗护工/护理员,不能为您安排一对一服务,是否可以暂时先选择一对多的服务呢?我这里可以先帮您登记,有待岗护工/护理员的时候立刻通知您。如果以后您认可了现在的护工/护理员,也可以不调换。如果不能接受一对多服务,目前是否可以先克服一下?您看这样安排可以吗?"

(4)"您还有什么需要特殊交代的吗?这是我们的收费标准及结账程序,您可以随时

联系我,稍后我们会带护工/护理员过来,我们院内的联系电话是××××××××,我会及时为您解决问题。"

2. 派工后介绍护工/护理员时使用礼貌性语言——认真负责,及时观察

(1)"您好! 这是为您服务的护工/护理员,名字叫×××(带护工/护理员到患者床边),有什么事请尽管和他说,他会为您提供帮助的。"

(2)"这是我们的派工须知,请您仔细阅读一下,画线部分要特别注意,希望家属能配合我们的工作,以防意外伤害发生。如您觉得没有问题,请签名并留下联系电话。"

(3)"我现在给您介绍一下,护工/护理员的工作内容是……(按护工/护理员工作手册中拟定的工作内容)"

护工/护理员禁忌行为包括:

➢ 未经家属同意,长时间外出;

➢ 从事医疗护理工作;

➢ 替患者和其家属保管重要物品、现金等;

➢ 向患者或其家属索要小费;

➢ 做违反医嘱的操作事项(包括患者自己要求的);

➢ 坐卧病床,随意脱衣、脱鞋,干私活;

➢ 不分场合抓痒、挖耳、剔牙等。

(4)"您可以将日常起居特殊要求告诉我们(护工/护理员),我们会按患者的生活习惯来照顾,您看除此以外还有什么其他要求吗?"

(5)"如果您有什么意见和要求尽管说,我们一定会妥善解决和加以改进的。"

3. 日常(巡视)沟通时

(1)与患方沟通时使用问候性语言——表情自然,和蔼可亲

➢ "×××您好! 您看上去气色不错,身体好点了吧?"

➢ "×××您好! ×××护工/护理员做得好吗? 您满意吗?"

➢ "×××您好! 还有什么其他事情需要我们帮助?"

(2)与病区护士长沟通时使用交流性语言

➢ "×××护士长您好! 最近调配过来的护工/护理员做得好吗? 如果不行我们会及时调整。"

➢ "×××护士长您好! 近来病区内护工/护理员工作表现好吗? 有问题的话我来处理。"

➢ "×××护士长您好! 新来的××护工/护理员近来工作情况好吗? 是否适合在这个病区工作? 我们会跟踪检查,加以指导(指正)。"

➢ "×××护士长您好! 近来我们管理中有没有做得不理想的方面? 如果有请告诉

我，我们会及时改。"

➤ "×××护士长您好！我是×××的管理人员×××，主要负责这个病区的护工/护理员管理工作，有什么事情可以找我，这是我的联系方式×××××××××（尽可能让病区护士长知道我们的姓名）。"

（3）结账时语言交流——耐心解释，仔细稳当

➤ "×××病人（或家属）您好，×××病人康复要出院了，您是来结账的对吗？"

➤ "×××病人（或家属）您好，派工单带来了吗？"

➤ "派工单没带啊，请问×××病人是什么时候住院的，住在哪个病区？我帮您查查看。"

➤ "×××病人（或家属），×××病人请护工/护理员服务共××天，每天××元，一共××元。"

➤ "×××病人（或家属），您给我××元，找您××元（若有找零的），发票给您，谢谢！"

➤ "×××病人（或家属），您对我们管理工作及护工/护理员服务有什么意见和建议？麻烦填一下服务满意度表，好吗？谢谢！"

➤ "我们这里的手续已完成，谢谢您的配合！"

# 第四节　分子公司间员工交流培训管理制度

## 一　总则

**第一条**　本制度适用于××总公司全体人员。

**第二条**　为了规范总公司分子公司间员工交流培训管理，通过为各分子公司运营部负责人、项目经理、项目督导等层级人员提供相互交流学习的机会，加强各分子公司间的交流，以共同探讨，达到多看多学多悟、取长补短、互通有无、互学互励的目的，特制定此制度。

**第三条**　总公司及分子公司应在本年度初上报年度培训计划的同时提出年度交流培训计划，并按审批流程报批核准。临时交流培训项目，申请分子公司需按管理权限及申报程序逐级审批。

## 二　交流培训形式

**第四条**　交流培训形式分为全脱产、半脱产和在职培训。通过到相关分子公司对应岗位实际跟班学习、实践、研讨和落实的形式完成。

**第五条**　交流培训适用情形：

（1）初创公司主要岗位骨干人员所需要的基本技能培训。

（2）新管理体系、新方法、新技能等所需要的培训。

（3）公司重要岗位、紧缺技能等需要通过培训培养人才，提高管理能力和技能水平。

### 三　交流培训内容

**第六条**　开荒工作交流：

（1）"黑护工/护理员"收编。

（2）工作模式奠定。

（3）工作流程（现场管理流程、项目经理工作流程、行财专员工作流程，以及智能陪护系统的应用等）。

（4）售后流程（事故、纠纷）管理。

（5）分润体系。

**第七条**　院内模式拓展：

（1）院内单项服务的拓展。

（2）打包服务的拓展。

（3）院内外联动方式的拓展。

### 四　交流培训人员资格

**第八条**　交流培训人员基本要求：

（1）认同公司企业文化，并且有长期服务于公司的意愿。

（2）初创公司的骨干人员和其他在公司任职满 2 年以上，并且年度绩效考核为良好及以上的人员。

（3）公司管理骨干人员，或被列为公司人才储备培养的人员。

**第九条**　根据培训项目的具体要求，制定对交流培训人员能力等方面的资格要求，必要时进行考试选择。

### 五　交流培训审批程序

**第十条**　交流培训人员分为指定、推荐及个人申请三种情况。

**第十一条**　参加培训的员工均须填写"交流培训申请审批表"，经审批后方可报名参加，各分子公司须做好交流培训备案。

**第十二条**　费用报销：

（1）交流培训费用的报销范围包括：往返交通费、住宿费、餐补等。交流培训费用由总公司运营部预算报销。

（2）员工须在培训结束后 7 天内凭"交流培训申请审批表""交流培训效果评估表"以及有效票据，按程序审核签字后，按财务审批权限报销。

**第十三条** 效果评估：

（1）交流培训结束后7天内，员工应向分子公司领导提交交流培训（考察）报告、交流培训记录、学习笔记及相关交流培训资料（或复印件）。

（2）交流培训结束后1个月内，员工需整合交流培训重点内容，形成讲义或课件，在分子公司的安排下针对目标对象进行授课。

（3）分子公司应以适当方式考查员工交流培训的效果，以及是否将所学知识、技能、方法应用于工作岗位，并作为其绩效考核的依据之一。

## 六　相关流程和附件

**第十四条** 审批流程（具体操作走"钉钉"办公审批流程）：

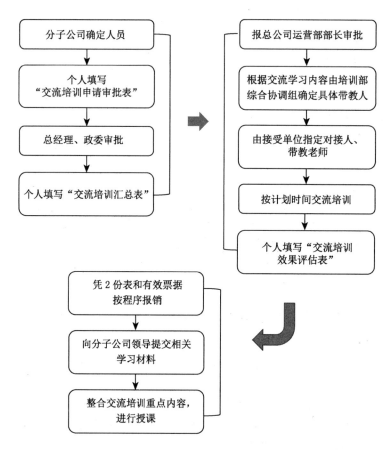

图1-2　交流培训审批流程

**第十五条** 附件：

附件1：交流培训申请审批表（表1-5）。

附件2：交流培训汇总表（表1-6）。

附件3：交流培训效果评估表（表1-7）。

## 表 1-5　交流培训申请审批表

申请单位：_____

| 交流培训人员信息 | | | | | | |
|---|---|---|---|---|---|---|
| 序号 | 姓名 | 年龄 | 项目组/部门 | 职务 | 身份证号码 | 联系方式 |
|  |  |  |  |  |  |  |
|  |  |  |  |  |  |  |
|  |  |  |  |  |  |  |

| 交流培训内容(拟前往城市、项目、要求、目的) |
|---|
|  |
|  |
|  |

| 总经理： | 政委： |
|---|---|

| 费用预算 |
|---|
| 交通费(经济舱/二等座)：　　　　元<br>住宿费(经济型酒店)：　　　元/天，总计：　　　元<br>餐补费：　　　元/天,总计：　　　元<br>带教费：　　　元/天 |
| 总公司运营部部长： |

表 1-6  交流培训汇总表

| 派出公司 | 派出单位填写 | | | | | | | 总公司运营部综合协调组填写 | | |
| | 姓名 | 年龄 | 项目组/部门 | 职务 | 身份证号码 | 联系方式 | 时间 | 接受单位 | 对接人 | 带教老师 |
|---|---|---|---|---|---|---|---|---|---|---|
| | | | | | | | | | | |
| | | | | | | | | | | |
| | | | | | | | | | | |
| | | | | | | | | | | |
| | | | | | | | | | | |
| | | | | | | | | | | |
| | | | | | | | | | | |
| | | | | | | | | | | |
| | | | | | | | | | | |
| | | | | | | | | | | |
| | | | | | | | | | | |
| | | | | | | | | | | |
| | | | | | | | | | | |
| | | | | | | | | | | |
| | | | | | | | | | | |
| | | | | | | | | | | |

表 1-7　交流培训效果评估表

单位：_____

| 交流培训人员信息 | | | |
|---|---|---|---|
| 姓名 | 项目组/部门 | 职务 | 联系方式 |
|  |  |  |  |
| 交流培训内容(前往城市、项目、目的) | | | |
|  | | | |
| 交流培训完成情况及成果 | | | |

1. 按计划完成交流培训内容：□是　　　　□否
2. 提交交流培训(考察)报告、交流培训记录、笔记及相关资料(或复印件)：□是　　　□否
3. 整合交流培训重点内容,形成讲义或课件,在分子公司进行授课：□是　　　　□否
4. 相关项目落地实施：□是　　　　□否
5. 经济或社会效益：□好　　□一般　　□无

总经理：　　　　　　　　　　　　政委：

# 第五节　"铁三角"工作法

销售中的"铁三角"模型,即购买者购买一件物品一般需要满足三个条件：价值、信息、相信。对卖东西最大的误解是认为要说服别人购买,实际上,销售最关键的是发现用户的需求,并提供最匹配用户需求的产品。用户介入度高的产品仅仅靠用户知晓是无法促成交易的,还需要做很多劝服工作。不可能仅凭几张彩页和一个简单的沟通过程就成功销售出较为复杂的、用户不容易评估的产品[①]。鉴于公司业务从发现目标医院、获取项

① 孟庆祥. 华为营销法："铁三角"营销模型与饱和攻击战术[M]. 杭州：浙江大学出版社,2019.

目信息、竞争,再到项目签单、回款,要经历许多环节。中标后,从表面看,接下来的任务是运营,其实本质依然是营销,或者说工作性质是以营销为主。比如从一对一中标入驻,到推进定人到科,实现团队工作模式,再到发现新项目、开拓新业务,每一步的推进都需要动员说服客户深度介入、了解,最终实现交易。因此,需要不同岗位人员在跟踪、宣传、动员等方面进行长期、持久、多方位、多角度的密切配合。为此制定并试行"铁三角"工作法。

## 一、组织形式

按照"铁三角"工作法,工作小组拟以虚拟组织(项目任务组)形式存在,由3~5名人员组成,以团队协作攻关模式共同研究讨论问题,达成目的。

## 二、人员构成

以运营负责人、市场负责人和人事负责人为主,需要时可加入财务人员、区域经理等相关人员。

## 三、运行方法

在以下阶段和场景中,小组共同工作,至少建立定期工作会议制度,比如召开专项工作讨论会,1次/周。

## 四、小组内实行协作下的分工负责制

表1-8 主要组成人员的岗位职责

| 岗位 | 主要职责 |
| --- | --- |
| 市场 | 项目获取渠道的建设与维护 |
| | 搜寻目标项目 |
| | 对接项目,破冰,自我介绍,了解对方详细需求 |
| | 目标项目对接人维护 |
| | 评估项目,制作标书参与招标 |
| | 中标后签署合同,主导协调会,引入运营团队 |
| | 项目对接人日常维护,签订阶段性的合同 |
| | 配合运营团队的业务深化需求,在项目对接人维度进行谈判与推进业务深化落地 |
| 运营 | 进行前期项目调研,参与项目评估,给出运营方案建议 |
| | 中标后参与协调会,主导后续运营工作,对接上级管理部门 |
| | 新项目入驻开荒(护士长见面会、护理员收编、护理员大会、患者宣教、建立运营秩序与工作台账) |

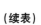

(续表)

| 岗位 | 主要职责 |
|---|---|
| 运营 | 项目日常运营,不断提升服务水平,提高营业收入 |
| | 上级管理部门关系与护理团队关系的日常维护 |
| | 不断挖掘实际需求,提出业务深化方案,获得上级管理部门及护理团队支持,并请市场团队对接项目上层人员,进行谈判落地 |
| | 业务深化方案获批后落地执行,并进行总结与优化 |
| 人事 | 进行前期项目调研,参与项目评估,给出人员配置方案建议 |
| | 招聘渠道建设与维护 |
| | 支持运营团队,做好管理人员的招聘、培训 |
| | 支持运营团队,做好护理员的招聘、培训 |
| | 支持运营团队,做好人员入、离、转、异手续的办理 |
| | 支持运营团队,做好管理人员与护理员的培养发展、日常沟通与情绪疏导 |
| | 人事档案资料的建立与规范 |
| | 项目获取渠道的建设与维护 |
| | 搜寻目标项目 |
| | 对接项目,破冰,自我介绍,了解对方详细需求 |
| | 目标项目对接人维护 |

## 五、主要工作场景、内容和要求

表 1-9　主要工作场景、内容和要求

| 工作场景 | 内容细分 | 具体要求(待完善) | 分工安排 |
|---|---|---|---|
| 发现目标医院或机构 | 市场渠道建设与维护 | 线上:招标网站。<br>线下:各类政府、医院领导人脉资源 | 市场 |
| | 发现目标医院或机构 | | 市场 |
| 准备标书和参加招标 | 前期项目调研 | ① 了解项目需求:医院负责部门(护理部、后勤部、医患管理中心)及需求,招标约定要求详解,办公场地、宽带、展示牌。<br>② 了解运营现状:各科室服务模式、服务要点、价格及分配方案、用工情况,护理团队及患者的满意度反馈,其他需求。<br>③ 排摸人员情况:护理员配置情况、工作质量、留任意愿、主要需求,管理人员配置情况、工作质量、留任意愿、主要需求 | 市场主导,运营、人事参与 |
| | 项目对接方维护 | 上层院领导、招标办主任、护理部主任 | 市场 |

| 工作场景 | 内容细分 | 具体要求(待完善) | 分工安排 |
|---|---|---|---|
| 准备标书<br>和参加招标 | 商讨运营与定价方案 | 各科室服务模式、服务要点和护理员配置;<br>各类服务产品定价方案及收入分配方案 | 市场主导,运营、<br>人事参与 |
| | 标书制作和参加招标 | | 市场 |
| | 中标与合同签订 | | 市场 |
| | 项目启动会 | 组织公司内各职能部门进行项目说明及工作<br>安排 | 市场主导,运营、<br>人事参与 |
| 新项目<br>入驻开荒 | 护士长见面会 | 会议资料准备(宣教视频、驻科培训、驻科<br>人数) | 运营 |
| | 护理员大会,护理员<br>收编 | 会议资料准备(公司介绍、服务模式介绍、用<br>工合约介绍、费用分配方案);<br>逐楼层对护理员进行宣教、收编、签约、资料<br>登记、工服发放 | 运营主导,人事<br>参与 |
| | 患者宣导 | 公司介绍、服务模式介绍、费用介绍、下单结<br>算方式介绍 | 运营 |
| | 建立运营秩序与工作<br>台账 | 按公司流程执行 | 运营主导,人事<br>参与 |
| 项目日常<br>运营 | 派工、结算、评价 | 按公司流程执行 | 运营 |
| | 台账制作,院方关系<br>维护 | 护理部、后勤部、医患管理中心、各科护士长、<br>护理团队 | 运营 |
| | 管理人员、护理员招<br>聘与培训,日常关怀 | 管理人员、护理员招聘渠道建设与维护 | 人事 |
| | 应急任务 | 优先处理 | 运营 |
| | 不良事件应急处理 | 按公司流程处理 | 运营 |
| | 危机公关 | 解决现状,缩小影响,谈判降低损失 | 运营主导、市场<br>参与 |
| | 发现和拓展业务范围 | 深入挖掘工作现场患者、家属、医护人员的实<br>际需求,匹配护理员可提供的服务内容 | 运营 |
| | 新工作模式提案 | 总结提炼需求,匹配按项目、按小时、团队制<br>等各类增收服务内容,制订方案向上申请 | 运营主导、市场<br>参与 |

## 六、评估奖励机制

公司后续将对"铁三角"工作法的实施情况进行评估,视工作开展情况出台相应的绩
效和奖励措施。

# 第六节 运营部各类人员工作质量考核表

## 一、区域经理工作质量考核评分标准

**表 1-10 区域经理工作质量考核评分标准**

区域： 姓名： 日期：

| 项目 | 考核内容 | 一季度 | 二季度 | 三季度 | 四季度 |
|---|---|---|---|---|---|
| 服务态度 | 1. 语言规范、态度和蔼；<br>2. 工作热情、耐心、细心；<br>3. 对下层团结及关爱；<br>4. 服从工作安排并按时完成任务 | | | | |
| 管理质量 | 1. 按时参加公司例会、区域经理会议，不无故缺席；<br>2. 定期组织项目负责人例会，有记录；<br>3. 半年完成工作小结/工作计划，做汇报交流；<br>4. 每年度完成全年工作总结及下一年工作计划；<br>5. 每月查阅区域内各医院台账记录 1 次；<br>6. 有对各项目组每月工作小结及计划点评记录，有签名；<br>7. 每季度完成区域内各管理成员满意度测评 1 份；<br>8. 每半年参加区域内各院项目负责人、直属管理员会议，有汇总，每半年完成质量督查 | | | | |
| 业务管理 | 1. 对区域内突发事件能及时正确协助、处理；<br>2. 有区域内新开发医院的进驻计划并实施；<br>3. 每月与各院领导沟通，有记录；<br>4. 及时反馈负责医院信息 | | | | |
| 不良事件 | 1. 不主动报告（一例扣 2 分）；<br>2. 主动报告有责任（一例扣 1 分），无责任不扣分；<br>3. 不良事件记录本内容齐全 | | | | |
| 投诉 | 1. 区域内投诉，造成一定后果（一例扣 2 分）；<br>2. 有投诉处理记录 | | | | |
| 总分 | | | | | |
| 签名 | | | | | |

备注：1. 由主管领导负责考核、汇总分值、保存，每季度一次。
2. 不符合一次扣 2 分，扣分原因记录在反面。

## 二、驻院项目负责人工作质量考核评分标准

表1-11　驻院项目负责人工作质量考核评分标准

区域：　　　　　　医院：　　　　　　姓名：　　　　　　日期：

| 项目 | 考核内容 | 一季度 | 二季度 | 三季度 | 四季度 |
|---|---|---|---|---|---|
| 素质要求 | 1. 佩戴胸卡上岗,仪表端庄,举止大方;<br>2. 在岗在位,无迟到、早退,外出留行踪;<br>3. 不留披肩发,长指甲,服装整洁;<br>4. 与组内人员团结友爱;<br>5. 服从区域经理工作安排并按时完成任务 | | | | |
| 服务态度 | 1. 语言亲切,态度和蔼;<br>2. 微笑接待,自我介绍;<br>3. 对患者需求耐心解释,及时解决;<br>4. 向患者及其家属耐心介绍须知要点 | | | | |
| 管理质量 | 1. 文档规范:各类台账记录齐全、整洁;<br>2. 每月有工作小结、工作计划;<br>3. 有公司会议记录,传达有签名;<br>4. 每周组织晨会,有记录;<br>5. 每月一次组织护工/护理员培训会议,有记录;<br>6. 每月按时上交考勤表,合理排班;<br>7. 每月有夜间查岗安排,有记录;<br>8. 每2个月完成管理员考核一次,有汇总记录;<br>9. 每2~3个月完成护工/护理员工作质量考核一次,有考核记录 | | | | |
| 业务管理 | 1. 每月测评住院患者(10~15人)满意度,有汇总登记;<br>2. 每月与医院相关部门沟通,有记录;<br>3. 有文件送达医院相关部门的签收记录;<br>4. 能指导护工/护理员进行陪护操作,如翻身、便盆安放、输液观察、床单位检查等;<br>5. 能及时、独立处理现场事件并反馈给上级管理人员 | | | | |
| 不良事件 | 1. 不主动报告(一例扣5分);<br>2. 报告不及时(一例扣5分);<br>3. 处理记录不齐全(一项扣2分) | | | | |
| 投诉 | 有投诉处理存档报告 | | | | |
| 总分 | | | | | |
| 签名 | | | | | |

备注：1. 由区域经理负责考核、分值汇总及保存,每季度一次。

　　　2. 以上未注明扣分值的项目,不符合一次扣2分。

　　　3. "投诉"一项,项目负责人本人扣分值同管理员。

　　　4. 扣分原因记录在反面。

## 三、驻院管理员工作质量考核评分标准

**表1-12 驻院管理员工作质量考核评分标准**

区域： 医院： 姓名： 日期：

| 项目 | 内容 | 月 | 月 | 月 | 月 | 月 | 月 |
|---|---|---|---|---|---|---|---|
| 素质要求 | 1. 佩戴胸牌上岗；<br>2. 仪容端庄，举止大方；<br>3. 在岗在位，无迟到、早退；<br>4. 不留披肩发、长指甲，服装整洁；<br>5. 服从项目负责人工作分配，态度好；<br>6. 能独立负责和病区护士交流情况；<br>7. 班组团结，能合作完成工作 | | | | | | |
| 服务态度 | 1. 态度和蔼；<br>2. 语言亲切、规范；<br>3. 微笑接待，自我介绍；<br>4. 向患者及其家属耐心介绍须知要点；<br>5. 对患者需求耐心解释，及时解决 | | | | | | |
| 工作质量 | 1. 独立、正确完成派工工作，派工合理，开单正确；<br>2. 工作日内巡视所负责病区，有记录；<br>3. 掌握患者情况（抽查两个患者陪护要点）；<br>4. 能指导护工/护理员进行陪护操作，如翻身、便盆安放、输液观察、床单位检查、安全措施等；<br>5. 协助项目负责人完成工作，如护工/护理员工作质量考核、护工/护理员培训会议等；<br>6. 能及时、独立处理现场事件并反馈给项目负责人 | | | | | | |
| 不良事件 | 1. 不主动报告（一例扣5分）；<br>2. 参加讨论 | | | | | | |
| 投诉 | 1. 满意度测评≤90（一次扣10分）；<br>2. 有投诉，造成一定后果（一次扣20分） | | | | | | |
| 总分 | | | | | | | |
| 签名 | | | | | | | |

备注：1. 由项目负责人负责每2个月对管理员进行考核，登记汇总。
2. 如无项目负责人，由区域经理直接考核。
3. 以上项目不符合一次扣2分。
4. 扣分原因写在反面。

## 四、驻院管理员工作质量考核评分标准（一人管理的医院）

**表1-13 驻院管理员工作质量考核评分标准（一人管理的医院）**

区域： 医院： 姓名： 日期：

| 项目 | 内容 | 月 | 月 | 月 | 月 | 月 | 月 |
|---|---|---|---|---|---|---|---|
| 素质要求 | 1. 佩戴胸牌上岗；<br>2. 仪容端庄，举止大方；<br>3. 在岗在位，无迟到、早退，有行踪、留言；<br>4. 不留披肩发、长指甲，服装整洁；<br>5. 服从区域经理工作分配，态度好；<br>6. 能独立负责和病区护士交流情况 | | | | | | |

| 项目 | 内容 | 月 | 月 | 月 | 月 | 月 | 月 |
|---|---|---|---|---|---|---|---|
| 服务态度 | 1. 态度和蔼；<br>2. 语言亲切、规范；<br>3. 微笑接待，自我介绍；<br>4. 向患者及其家属耐心介绍须知要点；<br>5. 对患者需求耐心解释，及时解决 | | | | | | |
| 工作能力 | 1. 独立、正确完成派工工作，派工合理，开单正确；<br>2. 工作日内巡视所负责病区，有记录；<br>3. 能指导护工/护理员进行陪护操作，如翻身、便盆安放、输液观察、床单位检查、安全措施等；<br>4. 完成护工/护理员质量考核、护工/护理员培训会议等；<br>5. 能及时、独立处理现场事件并反馈给区域经理；<br>6. 严格执行财务管理制度，做好每日所有收支登记工作，现金及时存入银行账户，做到账款相符，并每日上报公司财务部；<br>7. 每日逐条核对系统金额，结账后3日内完成异常单的申请，并及时跟进审核进度；<br>8. 预收退款结算表应根据每日收费逐笔登记；<br>9. 做好医院与公司利润分配工作，每月定期向所在医院交纳管理费；<br>10. 自制的原始凭证，必须有区域经理或护工/护理员管理部负责人签字方能生效，原始凭证不任意涂改；<br>11. 罚金收据必须有护工/护理员签名，并写明罚款事由，并登记在册 | | | | | | |
| 不良事件 | 1. 不主动报告（一例扣5分）；<br>2. 参加讨论 | | | | | | |
| 投诉 | 1. 满意度测评≤90（一次扣10分）；<br>2. 有投诉，造成一定后果（一次扣20分） | | | | | | |
| 总分 | | | | | | | |
| 签名 | | | | | | | |

备注：1. 由区域经理负责每2个月对管理员进行考核，登记汇总；

   2. 以上项目不符合一次扣2分；

   3. 扣分原因写在反面。

## 五、驻院收款员工作质量考核评分标准

### 表1-14 驻院收款员工作质量考核评分标准

区域：    医院：    姓名：    日期：

| 项目 | 内容 | 月 | 月 | 月 | 月 | 月 | 月 |
|---|---|---|---|---|---|---|---|
| 素质要求 | 1. 佩戴胸牌上岗；<br>2. 仪容端庄，举止大方；<br>3. 在岗在位，无迟到、早退，有行踪、留言；<br>4. 不留披肩发、长指甲，服装整洁；<br>5. 服从项目负责人工作分配，态度好；<br>6. 能独立负责和病区护士交流情况；<br>7. 班组团结，能合作完成工作 | | | | | | |

| 项目 | 内容 | 月 | 月 | 月 | 月 | 月 | 月 |
|---|---|---|---|---|---|---|---|
| 服务态度 | 1. 态度和蔼；<br>2. 语言亲切、规范；<br>3. 微笑接待，自我介绍；<br>4. 向患者及其家属耐心介绍须知要点；<br>5. 对患者需求耐心解释，及时解决 | | | | | | |
| 工作能力 | 1. 严格按照收款员工作职责完成每日收费工作；<br>2. 严格执行财务管理制度，做好每日所有收支登记工作，现金及时存入银行账户，做到账款相符，并每日上报公司财务部；<br>3. 及时并规范登记发票登记本，开票金额与结账金额一致；<br>4. 预收退款结算表应根据每日收费逐笔登记；<br>5. 项目组人员相互团结、和睦；<br>6. 做好医院与公司利润分配工作，每月定期向所在医院交纳管理费；<br>7. 自制的原始凭证（如护工/护理员工资表）有项目负责人或项目组负责人签字方能生效，原始凭证不任意涂改；<br>8. 每日逐条核对系统金额，结账后 3 日内完成异常单的申请并及时跟进审核进度；<br>9. 收支罚金必须严格按照罚金管理制度执行，不随意挪作他用 | | | | | | |
| 差错 | 发生并查实（一例扣 5 分） | | | | | | |
| 投诉 | 1. 满意度测评≤90（一次扣 10 分）；<br>2. 有投诉，造成一定后果（一次扣 20 分） | | | | | | |
| 总分 | | | | | | | |
| 签名 | | | | | | | |

备注：1. 项目负责人负责每 2 个月对收款员进行考核并登记汇总，公司财务部将不定期抽查收款员工作。
　　　2. 若无项目负责人，由区域经理直接考核。
　　　3. 以上项目不符合一次扣 2 分。
　　　4. 扣分原因写在反面。

# 第七节　公司奖惩实施细则

## 一、总则

1. 为加强公司管理，增强员工爱岗敬业责任感和遵纪守法自觉性，充分调动员工工作积极性和创造性，切实有效完成公司及医院各项工作，树立公司良好社会形象，根据《中华人民共和国劳动法》《中华人民共和国劳动合同法》及政府和上级主管部门有关政策法规,结合公司具体情况,特制订本实施细则。

2. 公司员工必须遵照员工手册、公司规章制度等有关要求,依法履行岗位职责。

3. 本条例适用于公司各类人员。

## 二、奖励

1. 对员工的行政奖励包括嘉奖、记大功、授予荣誉称号,并可适当给予一次性物质奖励。

2. 凡符合以下条件之一(有包括但不仅限于下列行为)者,公司经审核确定,将予以书面表彰或予以一定的现金奖励(收入的 0.05%～0.1%):

(1) 为改革公司的经营管理,积极提出合理化的建议并被采纳,使公司取得显著经济效益。

(2) 精打细算,节约资财和能源,在增收节支工作中做出显著成绩。

(3) 防患于未然,或在危急时刻,在保护他人生命安全、保护公司财产方面有特殊成绩。

(4) 在处理突发事件过程中有显著表现,并发挥重要影响从而保护公司利益。

(5) 获得公司"年度优秀员工"等荣誉称号。

(6) 因本人额外的工作或出色表现而为公司赢得巨大社会声誉及社会效益。

(7) 其他方面有显著成绩或高尚德行而符合公司所倡导的价值和企业文化。

(8) 被新闻媒介专题表扬,情况属实且有较大社会影响。

3. 凡符合下列条件之一(包括但不仅限于下列行为)者,公司经审核确定,将予以书面表彰或予以一定的现金奖励(收入的 0.01%～0.05%):

(1) 提出合理建议,经实施有成效。

(2) 于自己的工作职责外发现事故隐患,及时采取措施,防止事故发生。

(3) 为维护公司规章制度揭发、举报损害公司利益的违规者,给公司和员工带来得益和荣誉。

(4) 拾金不昧或乐于助人而有较显著成绩。

(5) 其他行为高尚,须给予额外奖励。

(6) 运营部项目组注重陪护安全和服务质量,全年未发生不良事件和投诉,各项工作得到患者、患者家属及院方肯定。

## 三、处罚

1. 对在职员工的行政处分包括一般警告、严重警告、辞退和解除劳动/劳务合同。

2. 对有(包括但不限于)下列行为的员工,将给予一般警告的处罚,并视情节轻重给

予收入的 0.005%~0.01%的经济处罚:

(1) 上班时间不按规定穿着工作服和佩戴工号牌。

(2) 劳动纪律松散,工作时间打闹、喧哗、串岗、游岗、睡岗。

(3) 对同事或客户有轻微不礼貌行为或语言。

(4) 违反安全操作规程,不遵守安全条款。

(5) 1个月内迟到或早退3次及以上,或1个月内累计迟到或早退时间在半小时及以上。

(6) 随地吐痰、乱扔杂物等类似不文明行为。

(7) 不按时、按质完成上级所交代的任务或本职工作。

(8) 对于所有的收费价格和护工/护理员工资,必须严格按照公司与医院的合同价格进行收费,不随意涨价和压榨护工/护理员工资。

(9) 未对患者进行评估或评估不到位,有压疮及皮肤损伤等未发现。

(10) 对高危、高龄及特殊患者未签补充协议。

(11) 新招入护工/护理员未按规定进行岗前培训直接上岗。

(12) 因保管不当造成公司财物(包括印有公司形象标识及标记的各类印刷制品、单据类等)遗失或损坏。

(13) 未按公司规定执行护工/护理员工作服管理制度,造成护工/护理员服装缺失。

(14) 对于订单下错护工/护理员的情况,未在系统中更正护工/护理员姓名,私下与护工/护理员协调工资金额。

(15) 其他违反公司有关规章制度的行为,但情节较轻。

3. 对有(包括但不限于)下列行为的员工,将给予严重警告并扣除月度考核奖金,无考核奖金的可视情节扣薪:

(1) 3个月内累计受到2次一般警告。

(2) 2个月内累积迟到或早退4次或1个月内总计迟到或早退时间在1小时及以上。

(3) 正式员工在职期间旷工达1天。

(4) 消极怠工,工作拖拉或推脱他人,出工不出力并屡教不改。

(5) 未经许可擅离工作岗位或在工作时间处理个人事务。

(6) 与公司服务客户发生争执且损害公司形象。

(7) 对上司不尊重、不听从上司的指示。

(8) 对同事进行语言或肢体攻击,发生冲突。

(9) 虚报工作成绩或伪造工作记录。

(10) 未对患者进行评估或评估不到位带入压疮及皮肤损伤等引起投诉。

(11) 对高危、高龄及特殊患者未签补充协议而发生不良事件。

（12）新招入护工/护理员未按规定进行岗前培训直接上岗发生不良事件或被投诉。

（13）因工作疏忽或失职而造成公司或公司客户直接经济损失人民币3 000元及以下或财物、声誉等方面损失人民币5 000元以下。

（14）提供虚假的医疗证明或找他人代开医疗证明。

（15）在防火或禁烟区域内吸烟。

（16）严重违反员工手册及公司相关规定。

（17）系统上线不按照"擎浩智慧陪护系统使用守则"操作。

（18）对于订单下错护工/护理员的情况，未在系统中更正护工/护理员姓名，私下与护工/护理员协调工资金额，造成公司信誉度受损、院方投诉。

（19）对于所有的收费价格和护工/护理员工资，未严格按照公司与医院的合同价格进行收费，随意涨价或压榨护工/护理员工资，造成不良影响和招致投诉。

4. 员工有（包括但不限于）下列行为，视为严重违反公司规章制度，将给予辞退和解除劳动/劳务合同的处罚，并根据员工给公司带来的损失予以处罚：

（1）隐瞒或伪造履历及相关证件、证书、资料，以欺瞒手段谋取工作岗位。

（2）6个月内累计2次严重警告或任职期内累计3次严重警告。

（3）连续3个月出现5次及以上迟到、早退情况。

（4）试用期人员旷工1天或正式员工在合同期内累计3天及以上。

（5）消极怠工、无理推脱或逃避工作责任，造成公司利润减少和资金财产等经济损失，无论金额多少。

（6）搬弄是非、制造事端，严重影响团队士气。

（7）恶意煽动人心对抗公司或集体怠工。

（8）因工作疏忽或失职而对公司或公司客户造成直接经济损失人民币3 000元以上或财物、声誉等方面损失达人民币5 000元及以上。

（9）对上级、同事或客户使用粗言秽语侮辱、威胁、恐吓、诽谤或施以暴力。

（10）不服从上级指令，甚至无礼拒绝或有意不完成指派的工作或拒不服从合理人事调动，经上级指出后，仍无态度或行动上的改善。

（11）违反工作流程或因重大过失造成损失或违反财务制度、人事制度、岗位职责造成公司利润减少和资金财产等损失，无论金额多少。

（12）在上班时间内进行任何形式的赌博。

（13）因违反国家法律被执法机关拘留或处以拘留以上处罚。

（14）用非法手段偷窃、涂改或伪造原始记录、账单及单据。

（15）故意毁坏公司、同事、客户资产、财物等，无论金额多少。

（16）伪造上级签字，或伪造、编造、盗用公司印章。

（17）偷窃或非法占有公司或他人资产、财物行为,无论金额多少。

（18）营私舞弊,侵吞公有资产、财物,贪污、挪用公款或收受贿赂,经查明属实。

（19）擅用职权对员工进行打击报复或包庇员工违法乱纪行为。

（20）在公司办公区域内或在工作时间斗殴。

（21）与客户进行私人交易,以任何形式行贿,受贿,索要、欺诈他人财物,无论金额多少。

（22）泄露公司内部文件、资料、数据,包括个人及他人工资单。

（23）在工作区域或工作时间内饮酒滋事,携带毒品、有害物质、违禁物品。

（24）未经公司的同意,以任何形式服务于与本公司有利益冲突的单位;或未经公司的同意,服务于其他用人单位,经指出后拒不改正。

（25）利用公司名义招摇撞骗。

（26）在公司内部有伤风败俗之行为。

（27）未按公司规定执行护工/护理员工作服管理制度,造成护工/护理员服装缺失并为此给公司带来损失及损坏公司品牌形象。

（28）利用工作职务之便,挪用、占用、白条抵库资金。

（29）其他严重违背公司意愿、阻碍公司发展、损害公司利益等情节。

因以上原因辞退的员工,依据劳动合同法规的有关条例,将不获任何补偿金或赔偿金,且公司保留一切索赔、报警、诉讼的权力。

## 四、附则

1. 本条例未涉及的奖惩事宜,由公司投诉纠纷管理委员会根据法律、法规及公司制度经讨论做出相应的奖惩决定。

2. 上诉

若当事员工本人对处罚不服,可在接到公司处罚后3个工作日内书面上诉。一般警告及严重警告上诉先由员工部门所在部门的经理受理,若不服部门经理的裁决,可向人力资源部(人事部)投诉;辞退处罚的上诉先由人力资源部(人事部)受理,若不服,还可以通过司法途径解决。

3. 处罚效力

违纪处罚的决定自处罚批准日生效,至处罚解除之日起失效。

4. 本细则由人事部负责解释。

5. 对于严重违反财务制度及法规的行为,公司将依据相关国家法律及处罚条例严肃追究相关人员责任。

# 第二章

# 护工/护理员管理

## 第一节　基本要求

### 一、护工/护理员岗位职责

1. 在公司驻院项目负责人、管理员、护工/护理员组长的领导下,熟悉掌握岗位职责,负责患者的生活护理工作。

2. 自觉遵守(公司及医院)各项规章制度,服从驻院管理老师统一安排和调度,服从本院工作分配,坚守岗位。

3. 熟悉、了解所负责患者的病种、病情、饮食习惯、性格和心理状况,一切以患者为中心,对患者一视同仁,做好患者的生活护理,让患者感到整洁、舒适、方便、安全。

4. 护工/护理员自身保持仪表端正、服装整洁,佩戴胸卡,头发整洁不凌乱,指甲短,不穿高跟鞋、响底鞋、拖鞋等,不喷香水,不做指甲,长发盘起戴好头花,不戴首饰。

5. 严格遵守劳动纪律,不离岗、不串岗、不做私事、不睡在病床上,不违规使用家电,不向患者及家属索要钱财,严禁私拿公物及患者钱物。

6. 对患者有同情心,做到"三心"(热心、细心、耐心)、"三轻"(说话轻、走路轻、动作轻)、"四勤"(手勤、脚勤、勤观察、勤沟通)。

7. 以热情周到的态度做好患者各项个人卫生:保持床单整洁,患者衣裤清洁、干燥,并负责卧床患者各项清洁,保持患者头发整齐、口腔无臭味、皮肤完整,定时为患者擦身、清洁会阴等,不从事本职以外的工作。观察患者不良现象,及时告知医务人员。

8. 晨晚间护理做好"三短"(头发短、胡须短、指/趾甲短)、"六洁"(皮肤、头发、口腔、手足、会阴、肛周清洁干燥)。

9. 协助责任护士(床位护士)为患者安置正确体位,定时为患者翻身,巡视观察输液患者,发现异常及时联系护士处理。

10. 加强安全护理,必须保证使用各种导管、床栏、约束器具的患者在位、安全。预防各种原因引起的损伤,如跌倒、烫伤、撞伤、坠床、压疮、窒息、走失、意外拔管等。正确使用便器以免损伤患者皮肤。发现异常及时报告、协助处理,减少不良事件发生。

11. 新冠疫情防控期间做好个人防护,规范戴口罩、洗手,不串病区,按规定进出。

## 二、护工/护理员职业守则及职业规范

1. 护工/护理员职业守则

服务患者要周到,陪护守则须记牢,廿四小时负责制,未经批准不离岗,

病室整洁很重要,床柜用物整理好,认真陪护勤观察,病情变化早报告,

换衣擦身不可忘,头发指甲经常剪,睡眠饮食要关心,两便护理照顾好,

经常翻身须做到,预防压疮最重要,工作职责要分明,护患关系处理好,

违反制度要处罚,自觉遵守效果好,忠于职守履职责,遵纪守法严律己,

谦虚谨慎态度好,遵守规程保质量,刻苦学习钻业务,尊重患者保隐私。

2. 护工/护理员职业规范

道德规范:忠于职守,热爱本职,一视同仁,满腔热忱,礼貌服务,遵纪守法,不牟私利,保守秘密,尊重人格,搞好团结,密切合作,掌握技术,精益求精,严谨求实,积极向上。

着装规范:按规定着装,衣帽整洁,仪表端庄,挂牌上岗,不穿响底鞋,不佩戴首饰,不留长指甲。

语言规范:礼貌待人,态度和蔼,不顶撞患者,文明用语。

行为规范:以患者为中心,全心全意为患者服务,把患者满意作为工作的目标。工作主动热情,耐心细致。严格遵守医院各项规章制度。执行保护性医疗制度,不探听、不泄露、不传递患者及工作人员的信息。

## 三、护工/护理员行为准则

1. 从事护工/护理员工作的人员必须取得护理员相关证书后方能上岗。

2. 工作时间内,应按公司及医院规定穿工作衣上岗并佩戴好胸卡。

3. 工作衣整洁无污渍,在工作时间内不穿拖鞋、高跟鞋和响底鞋。

4. 在医院病区内注意保持环境安静整洁,不喧哗。

5. 爱护医院财务,不私藏医院设备及物品作他用,不将患者衣物及医院被服等另作他用。

6. 在工作时间不擅自离开工作岗位,不随意串岗,不打瞌睡,不做与工作无关之事。

7. 尊重患者、患者家属及医务人员,不顶撞医务人员和管理老师,不因个人不当行为与患者及其家属、医护人员发生冲突。

8. 躺椅应在 20:30 后放下,6:00 收起并放置在规定地点。

9. 按时参加院方或管理组组织的业务培训及会议。

10. 护工/护理员亲属、朋友前来探望,预先告知管理老师备案,不长时间在医院逗留及留宿。

11. 不向患者家属索取小费、食品及其他物品。

12. 不向患者家属出借躺椅、棉被、便盆等物品,不把患者的杯子、器具、毛巾等物品占为私用或未经患者同意转借他人。

13. 不将医院内报纸、纸箱、饮料瓶等变卖获取私利。

14. 陪护工/护理员间不挑唆是非,不发生辱骂和打架行为。

15. 做好患者护理安全防范措施,拉好病床防护栏,外出注意保护患者安全。

16. 协助管理人员按收费标准向患者家属做出解释,便于患方知晓了解。

17. 有特殊原因需请假的,必须按"护工/护理员请假制度"规定办理请假手续。

18. 患者投诉或发生意外事件时,及时向管理老师汇报,并按公司处理流程执行。

19. 不随意向患方解释医疗诊治内容方面的事宜,以免造成医患纠纷。

20. 护工/护理员应维护诊疗秩序,严格服从公司管理员及科室工作安排,不拉帮结派、私自接活(如为直系家属,需到公司备案)、驱赶其他护工/护理员等。

21. 不组织、参与"黑救护车""黑出租车"营运等影响诊疗秩序的行为。

22. 不参与"非法行医""医托""医闹""号贩子"和虚假医疗广告等违法行为。

23. 不组织、参与"殡葬一条龙"服务。

24. 疫情防控期间做好个人防护,不串岗、不聚集,配合做好流调工作,规范洗手,防交叉感染。

## 四、规范服务礼仪及文明用语

1. 仪容仪表礼仪

(1) 服装:护工/护理员穿着得当,制服整洁、合体,干净利落。

(2) 仪容:女护工/护理员头发整齐,美观干净,短发不过肩,长发挽起佩戴头花;男护工/护理员头发梳理整齐,前不遮眉,后不盖领,侧不过耳。对患者亲和,指甲短平,不涂指甲油、戴首饰,工作时自然大方、举止稳重。

(3) 个人卫生:护工/护理员要勤洗澡、勤换衣、勤漱口、勤剪指甲,保持清洁卫生无异味。不吃有异味的刺激性食物(烟、酒、韭菜、大蒜等)。

2. 行为举止礼仪

(1) 站姿:头正、颈直、挺胸收腹、两腿并拢,两脚前后错步或微呈"丁"字步,双手自然下垂,站立轻松自然,切不可叉腰、耸肩、弓背、没精打采等。

(2)坐姿:坐姿端正、平稳,两膝并拢,两脚自然踏地,稍后收。不弯腰斜坐、跷二郎腿或不停抖动。

(3)步势:在站势的基础上,步履平稳,小步前进。不随意拖沓、没精打采、摇头晃脑等。

(4)手势:动作自然,幅度适当。为患者服务时手势不过多,要尊重患者,使彼此能理解。

3.护工/护理员文明用语

(1)称呼用语:老师、先生、女士、小姐、阿姨、师傅、老先生等。

(2)招呼用语:"您好""您早""请稍候""请别急""谢谢""对不起""再见""谢谢您的帮助"等。

(3)接待新患者用语:"您好,我是您的护工/护理员,我叫×××,有事请找我。"

(4)护工/护理员安慰患者用语:要真诚、贴切与关怀。如:"××,住院不能急,听从医生嘱咐,药要按时吃,吃了药病才能好,不要急,我会慢慢喂您吃的。"

(5)护工/护理员操作用语:在临床实践中,护工/护理员为患者进行任何护理技术操作,须向患者解释清楚为什么要采取此项操作,并有责任进行操作指导,最后询问患者的感觉,感谢患者的配合。如:操作前解释,告诉患者做事目的,讲解患者配合方法,告知相关注意事项。操作中指导,询问患者水温是否合适,需要患者配合的,要告诉患者。操作后嘱咐,询问患者感觉怎样,是否舒适,听听患者意见。

(6)迎送用语:迎接患者时面带微笑,热情相迎,"请"字带头。对患者家属等要起立相送,用"请走好""请多关照""再见"等用语表示对他人的尊重。送出院患者,应该在患者后面,送到门口或楼梯口,目送其远去。

4.电梯礼仪

(1)等待电梯时站于侧面,不堵在门口,遵循先下后上的原则,先进入电梯的人站在电梯门的两侧或后壁,将中间位置留给后上的人。在电梯内要保持安静,不高声谈话,不

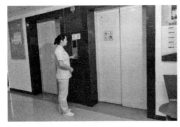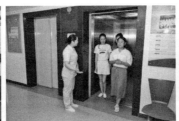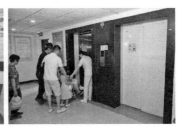

图 2-1 电梯礼仪

谈论他人隐私。见到熟悉的领导或医务人员时打招呼。

（2）送院患者到电梯边，为患者按下电钮，直到电梯到来。一手挡住电梯门，一手示意请进，患者进电梯后说"请走好"，待电梯启动后再转身离开。

（3）护送患者乘电梯，注意安全并关照患者规范放置上下肢。身体不探出推床边缘外，以免碰撞，注意保暖。而且进出电梯时关照周边人员注意配合。例："×××请让一下，谢谢！""×××，请配合一下，让我们先进（先出），谢谢！"

5. 走廊礼仪

在病房走廊、过道上，主动为迎面而来的患者或医务人员让道，很自然地退到一边，让他们先行，并微笑点头、问候。如同向行走，不超越；如有急事，要打招呼，如"对不起，我能否先行？"然后侧身快步通过；如遇到患者或家属问讯，要主动问候或指引。

6. 病房内礼仪

（1）起立，正面面对来客，询问来客来意和身份，如患者未事先关照，征求患者意见。

（2）微笑。

（3）医生、护士进入病房要让开床边道路。

（4）在医护人员或家属为患者忙碌时提供帮助。

7. 通话礼仪

使用手机通话时，需注意以下几点：

（1）要选好时间：如有重要事情需通话，尽量避开为患者护理、用餐的时间。

（2）要掌握通话时间：通话前最好先想好要讲的内容，以便节约通话时间，不现想现说，即遵循所谓的"3分钟原则"，不影响工作；通话后认真聆听对方谈话，清晰地说明要点。

例："×××您好，我想告知……，请来院一趟（请下次带来），谢谢！"

接听时："您好！有什么事？好的，我们商量一下给您答复，好吗？谢谢！"

（3）态度要友好：通话时不大喊大叫。如果必须这么做，说明清楚目的，充分尊重对方，让对方乐于接受。

（4）病房内接听电话要小声，尤其在患者休息时，应关闭手机铃声，调为振动模式。

## 第二节　护工/护理员工作内容与标准

### 一、护工/护理员工作内容

1. 一对多护工/护理员工作内容

(1) 晨间护理：整理床单位,协助患者面部清洁和梳头、口腔护理。

(2) 晚间护理：协助患者面部清洁、口腔护理、会阴护理、足部清洁。

(3) 协助非禁食患者进食/水：遵医嘱给予正确的营养或治疗饮食。

(4) 卧位护理：协助患者翻身及有效咳嗽,必要时协助患者床上移动或进行局部按摩;遵医嘱使用预防药物,积极预防压疮发生。

(5) 排泄护理：需要时给予患者失禁护理及协助患者床上使用便器。及时倒大小便,负责便器的清洗。保持尿管清洁。

(6) 床上温水擦浴：在患者病情允许情况下,按需护理。

(7) 其他护理：需要时协助患者更衣和洗头,协助患者进行指/趾甲护理。

(8) 安全：防跌倒/撞伤、防坠床、防拔管、防窒息、防烫伤、防压疮、防走失。

2. 一对一护工/护理员工作内容

(1) 24 小时专人护理。

(2) 晨间护理：整理床单位,协助患者面部清洁和梳头、口腔清洁。

(3) 晚间护理：整理床单位,协助患者面部清洁和梳头、口腔清洁、会阴清洁、足部清洁。

(4) 协助非禁食患者进食/水：遵医嘱给予正确的营养或治疗饮食。

(5) 卧位护理：帮助患者翻身及有效咳嗽,必要时协助患者床上移动。积极预防压疮发生。

(6) 排泄护理：需要时给予患者失禁护理及协助患者床上使用便器。倾倒、消毒便器,保持尿管清洁。

(7) 皮肤护理：在患者病情允许的情况下,给予床上温水擦浴。

(8) 其他护理：需要时协助患者更衣和进行指/趾甲护理。病情允许时,协助患者床上洗头,按需护理。

(9) 安全护理：防跌倒/撞伤、防坠床、防拔管、防窒息、防烫伤、防压疮、防走失。

(10) 心理护理：积极与患者沟通,进行心理护理。

(11) 陪同患者康复锻炼、读书报、聊天,必要时适度进行户外活动。

(12) 提供个体服务：如帮患者买生活用品、食品等。在病情允许的范围内,尽可能满足患者的合理需求。

## 二、护工/护理员工作流程及工作标准

1. 一对多 24 小时护工/护理员工作流程及工作标准

**表 2-1　一对多 24 小时护工/护理员工作流程及工作标准**

| 时间 | 工作内容 | 工作标准 |
|---|---|---|
| | 接待患者进出 | 1. 护工/护理员向患者介绍自己,多使用安慰性、鼓励性语言;<br>2. 规范操作,准确、适度;<br>3. 征询意见,态度诚恳,致谢改进 |
| 6:00—8:00 | 1. 为患者打开水;<br>2. 护工/护理员吃饭;<br>3. 帮助患者洗漱、梳头、更换床单被套、整理床单元等;<br>4. 护工/护理员洗手,为患者打早餐,协助患者进食,喂药,清洗餐具 | 1. 注意动作轻,不影响患者休息;<br>2. 操作规范,做到"四轻"服务,解释到位,患者舒适、安全;<br>3. 床头柜及床底整洁有序;<br>4. 口服药送入口,看患者服下,必要时需查看患者口腔,避免藏药;<br>5. 协助患者进食时,饭菜温度要适宜,以防烫伤 |
| 8:00—11:00 | 1. 看、听护士床边交班,了解患者当天护理重点;<br>2. 执行当日重点工作,接待新患者,巡视病房,及时满足患者所需,并按时给卧床患者翻身、叩背 | 1. 及时满足护理所需,减少铃声,使患者舒适、安全,合理安排工作;<br>2. 重患者翻身要在护士指导下进行,保持道管通畅 |
| 11:00—14:30 | 1. 护工/护理员洗手,协助开中餐,协助患者进食,喂药,餐前餐后为患者洗手擦脸;<br>2. 巡视病房,护工/护理员轮流吃饭;<br>3. 安排好患者午休,并加以观察,防止患者出走、跌倒、坠床 | 1. 每项操作前解释合理;<br>2. 协助喂饭时,防窒息、防烫伤;<br>3. 防坠床,拉好床栏,保持体位舒适、环境整洁安全、导管通畅 |
| 14:30—16:30 | 按需为患者床上洗头、床上擦浴、泡脚、更换病员服,并按时给卧床患者翻身、叩背 | 床上擦浴、泡脚、洗头、洗脸时,护工/护理员关好门窗,防止烫伤,注意保暖,防止患者受凉。擦浴时保护患者隐私 |
| 16:30—18:30 | 1. 协助患者餐前洗手;<br>2. 护工/护理员洗手,协助开晚餐,协助患者进食,喂药;<br>3. 巡视病房,护工/护理员轮流吃饭 | 1. 口服药送入口,看其服下,必要时需查看患者口腔,避免藏药;协助患者进食时,饭菜温度要适宜,以防烫伤;<br>2. 安排解释得当,患者无不安全感 |
| 18:30—22:00 | 1. 晚餐后协助患者洗脸、刷牙;<br>2. 巡视病房,调节灯光,安排患者夜间休息 | 1. 防坠床,体位良好,保持环境整洁、安静、安全;<br>2. 保持导管通畅,留置导尿的患者尿袋内尿液超过 2/3 时及时倒尿 |
| 22:00—6:00 | 按患者情况巡视病房,及时满足患者所需,及时更换尿不湿,注意保暖 | 1. 防跌倒、防坠床、防压疮、防拔管,确保患者舒适安全;<br>2. 患者病情发生变化,一定要有护工/护理员在床边照看,有特殊情况及时汇报值班护士;<br>3. 注意"四轻" |

## 2. 一对一护工/护理员工作流程及工作标准

### 表2-2 一对一护工/护理员工作流程及工作标准

| 时间 | 工作内容 | 工作标准 |
|---|---|---|
| | 新患者接待 | 1. 尊称患者,向患者介绍自己;<br>2. 合理置放物品,同时提醒患方保管好贵重物品;<br>3. 了解患者的特别要求、嗜好、习惯 |
| 6:00—8:00 | 1. 为患者打开水,协助患者洗漱、梳头,整理床单元等;<br>2. 协助患者留取检验标本;<br>3. 护工/护理员洗手,为患者打早餐,给患者喂饭、喂药 | 1. 注意动作轻,不影响患者休息;<br>2. 操作规范,做到"四轻"服务,解释到位,确保患者舒适、安全;<br>3. 床头柜及床底整洁有序;<br>4. 口服药送入口,看患者服下,给患者喂饭时,饭菜温度要适宜,以防烫伤 |
| 8:00—11:00 | 1. 看、听护士床边交班,了解患者病情及当天护理重点;<br>2. 医生查房时如实回答患者情况,回答患者相关信息;<br>3. 提供患者所需,及时为患者翻身、拍背 | 1. 了解管床护士;<br>2. 协助护士护理需求,安全陪检;<br>3. 做到"七防",为重症患者翻身在护士指导下进行 |
| 11:00—14:30 | 1. 护工/护理员洗手,给患者喂饭前后、喂药前后及餐前餐后洗脸、洗手;<br>2. 安排好患者午休,并多观察;<br>3. 做好心理护理,根据患者性格进行交流 | 1. 评估患者自护能力,垫护巾,安排、解释合理;<br>2. 给患者喂饭时速度要慢,注意剔除骨、刺,饭菜温度要适宜,防噎食、防烫伤;<br>3. 防烫伤、防坠床,患者体位良好,环境整洁 |
| 14:30—17:00 | 按需给患者床上洗头或擦浴,并按时给卧床患者翻身、叩背 | 床上擦浴、洗头时,护工/护理员关好门窗,测好水温再进行操作,防止患者烫伤;注意保暖,防止患者受凉 |
| 17:00—21:00 | 1. 护工/护理员洗手,协助患者进食、服药;<br>2. 晚餐后协助患者洗漱、泡脚或洗澡,或者根据患者需要陪同散步 | 安排、解释合理,患者配合,防窒息、防烫伤,为患者做好清洁,患者无不安全感 |
| 21:00—6:00 | 1. 定时为患者翻身、拍背;<br>2. 协助满足患者合理生活所需;<br>3. 注意观察患者,有异常情况及时汇报 | 1. 床单元整洁,防跌倒、防坠床、防压疮、防拔管,患者舒适安全;<br>2. 若患者病情发生变化,一定要有护工/护理员在床边照看,有特殊情况及时汇报值班护士;<br>3. 注意"四轻" |
| | 患者出院 | 1. 征询意见,致谢并改进;<br>2. 检查有无遗留物品;<br>3. 礼貌送患者到电梯口 |

### 3. 24小时团队制护工/护理员工作流程及工作标准

**表 2-3　24小时团队制护工/护理员工作流程及工作标准**

| 时间 | 工作内容 | 工作标准 |
|---|---|---|
| 6:00—8:00 | 1. 交接班,同时护工/护理员向患者介绍自己;<br>2. 协助患者排泄、洗漱、梳头;<br>3. 为患者打早餐,协助患者进食,喂药,清洗餐具;<br>4. 整理床单元,清理陪护,准备交接班 | 1. 交接要详细,避免不交、漏交;<br>2. 给患者洗漱时注意防烫伤;<br>3. 口服药送入口并看患者咽下;<br>4. 给患者喂饭时速度要慢,防窒息、防烫伤 |
| 8:00—11:00 | 1. 视具体情况,开窗通风15～30 min;<br>2. 维持患者合适体位;<br>3. 协助治疗、护理患者;<br>4. 为患者翻身、叩背,及时处置患者大小便;<br>5. 定时巡视满足患者所需,发现异常及时联系护士 | 1. 维持病房安静,保持病房整洁;<br>2. 按时巡视,减少铃声;<br>3. 加强"七防",保护患者隐私;<br>4. 加强病员及家属的沟通,礼貌服务 |
| 11:00—14:00 | 1. 护工/护理员洗手;<br>2. 为患者打中餐,协助进食,喂药,清洗餐具;<br>3. 安顿患者午休,拉好床栏,注意安全,有异常时及时汇报 | 1. 及时解决护理所需,患者舒适、安全,工作安排合理;<br>2. 重症患者翻身需在护士指导下进行 |
| 14:00—17:00 | 1. 协助医生、护士对患者进行治疗、护理;<br>2. 视具体情况,开窗通风15～30 min;<br>3. 留置尿管护理,及时协助处置患者大小便;<br>4. 整理床单元,保持地面干燥;<br>5. 根据患者实际情况进行生活护理;<br>6. 定时巡视,满足患者所需,发现异常及时联系护士 | 1. 保证患者安全,做到"七防";<br>2. 注意保护患者隐私;<br>3. 按时巡视,减少铃声;<br>4. 检查患者皮肤情况,预防压疮发生 |
| 17:00—20:00 | 1. 护工/护理员洗手;<br>2. 为患者打晚餐,协助患者进食,喂药,清洗餐具;<br>3. 协助患者洗漱(包括协助排泄及清洗会阴),准备休息;<br>4. 安置好床旁护栏,注意安全;<br>5. 整理病房,准备交接班 | 1. 协助喂饭、喂药时,注意防窒息、防烫伤;<br>2. 安排、解释得当,保证患者安全,防烫伤、防坠床 |
| 20:00—6:00 | 1. 定时为患者翻身、叩背;<br>2. 及时协助处置患者大小便;<br>3. 定时巡视,满足患者所需,发现异常及时联系护士;<br>4. 协助留取检验标本 | 1. 保持病房安静,按时巡视;<br>2. 保证安全,做到防坠床、防压疮;<br>3. 保持导管通畅,留置导尿的患者尿袋内尿液超过2/3时及时倒尿;<br>4. 留取标本要认真查对 |

### 4. 12小时护工/护理员工作流程(日班)及工作标准

**表 2-4 12小时护工/护理员工作流程(日班)及工作标准**

| 时间 | 工作内容 | 工作标准 |
|---|---|---|
| | 患者进出合理处置 | 满足需求,及时护理 |
| 6:00—7:00 | 1. 6:00 到岗工作;<br>2. 协助患者排便、洗手、漱口或刷牙、洗脸、梳头,进行预防褥疮护理;<br>3. 开窗通风,整理床单位,保持病室整洁;<br>4. 协助护士收集患者的大小便标本 | 1. 提前15分钟到岗进行床边交接班;<br>2. 知晓患者夜间情况,了解病情 |
| 7:00—7:30 | 按次序协助患者进食,并在患者用餐后清洁餐具、整理桌面 | 1. 协助进食时需耐心,进食后半小时方可予患者平卧;<br>2. 保持桌面清洁 |
| 7:00—7:30 | 与患者交流、谈心,帮助他们解决困难,督促患者吃药 | 多使用安慰性、鼓励性语言,服药送入口并看患者咽下 |
| 8:30—11:00 | 1. 做好护士晨间护理及医生查房前的准备工作;<br>2. 观察输液情况;<br>3. 根据医嘱尽力配合医生开展各项治疗活动 | 1. 护工/护理员向查房医生、护士汇报所看护患者情况;<br>2. 保持床单位清洁与整齐;<br>3. 严密观察,如有异常情况及时汇报 |
| 11:00—11:30 | 午餐前后准备,餐具清洁,整理桌面 | 餐前、餐后注意桌面及患者个人卫生,注意患者进食情况,有异常及时与医生联系 |
| 12:00—14:00 | 督促患者午睡 | 1. 放下窗帘,避免有刺激的光;<br>2. 避免响动、噪声 |
| 14:00—15:00 | 1. 热水瓶装满开水;<br>2. 为患者擦身、洗脸、洗手,协助患者用热水泡脚(女患者清洗会阴部),协助患者翻身 | 1. 为患者床上擦浴、泡脚、洗头、洗脸时,护工/护理员关好门窗,测好水温再进行操作,防止患者烫伤,操作过程中注意保暖,洗毕整理用物,保持床单位清洁;<br>2. 每周二为患者剪指甲、剃头、剃胡须 |
| 15:00—17:00 | 根据需要巡视病房,及时满足患者需求 | 1. 患者单独活动时搀扶其左右;<br>2. 陪同时注意保护患者安全 |
| 17:00—17:30 | 晚餐前后准备,协助患者进餐,餐具清洁,整理桌面 | 餐前、餐后注意桌面及患者个人卫生,注意患者进食情况,有异常及时与医生联系 |
| 17:30—18:00 | 1. 帮助患者活动;<br>2. 与夜班人员做好交接班工作 | 1. 根据情况协助患者下床活动;<br>2. 向接班人员详细交代患者白天的各项情况(病情、大小便、导管、饮食、皮肤、使用约束情况等) |

### 5. 12小时护工/护理员工作流程(夜班)及工作标准

**表2-5  12小时护工/护理员工作流程(夜班)及工作标准**

| 时间 | 工作内容 | 工作标准 |
|---|---|---|
| 18:00 | 准时到岗工作 | 提前15分钟到岗进行床边交接班,知晓重点患者、重点状况 |
| 18:30—19:30 | 1. 帮助患者漱口;<br>2. 整理床铺;<br>3. 为患者翻身 | 1. 安排、解释得当,患者无不安全感;<br>2. 做好病房巡视工作 |
| 19:30—20:30 | 1. 与患者交流;<br>2. 寝前协助患者排尿;<br>3. 帮助患者入睡 | 1. 多使用安慰性、鼓励性语言;<br>2. 创造安静舒适的环境;<br>3. 为卧床患者拉起床栏 |
| 20:30—21:30 | 1. 协助卧床患者翻身;<br>2. 察看患者入眠情况 | 1. 规范操作,动作轻柔;<br>2. 关爱患者,悉心抚慰 |
| 21:30—6:00 | 1. 时常了解患者入睡情况;<br>2. 定时巡视;<br>3. 定时为患者翻身;<br>4. 对生活不能自理的患者,协助其大小便;<br>5. 及时留取检验标本;<br>6. 6:00与日班人员做好交接班工作 | 1. 做到"四轻";<br>2. 发现异常及时汇报护士;<br>3. 按时巡视,保持导管通畅,及时倾倒尿液;<br>4. 保持室内安静,夜间尽量不惊动患者;<br>5. 向接班人员详细交代患者的夜间情况(病情、睡眠、大小便情况) |

### 6. 监护室护工/护理员工作流程及工作标准

**表2-6  监护室护工/护理员工作流程及工作标准**

| 时间 | 工作内容 | 工作标准 |
|---|---|---|
| 日 | 基本要求 | 在岗在位,仪表端庄,服装整洁,佩戴胸卡,指甲短,头发、鞋子规范 |
| | | 尊称患者,礼貌待人,规范用语,服务与操作做到"三心""三轻""四勤" |
| | | 时刻关注患者安全,注意"七防" |
| | | 掌握手卫生规范及洗手指征 |
| | 晨间护理 | 协助患者口腔清洁、梳头、洗脸、洗手、刮胡须、大小便等 |
| | | 整理床单位,便器放于床尾,多余物品入柜 |
| | 协助留取标本 | 及时协助留取标本,认真查对 |
| | 饮食护理 | 在医务人员查房前协助患者进食,清洗餐具 |
| | 口服药物 | 在护士指导下给患者服药,看药入口并咽下 |
| | 日常生活照顾 | 保持床单位平整、整洁、无污迹、无血迹、无渣屑 |
| | | 保持病室整洁、舒适、无异味,定时开窗通风 |
| | | 保持患者眼部、口腔、会阴部等处无分泌物、无异味、无污迹 |
| | | 定时为患者修剪胡须、指甲,保持女性患者头发整洁 |
| | 协助翻身 | 在护士指导下协助患者翻身,动作轻柔,注意保暖 |
| | | 检查患者全身皮肤有无受压变红 |
| | | 注意保持各种管道通畅、无打折,禁止随意拉扯管道,防止非计划性拔管 |

（续表）

| 时间 | 工作内容 | 工作标准 |
|---|---|---|
| 日 | 协助转床、转科、外出检查 | 转运患者前确认检查预约是否成功等 |
| | | 为患者穿好病员服；如被服有血迹及污迹，及时更换 |
| | | 备齐所需物品/药品 |
| | | 协助患者上下床时应动作轻柔，保持各类管道通畅，预防非计划性拔管 |
| | | 转移患者速度适宜，以防发生意外 |
| | | 病床、平车运送时应拉起护栏，防止患者坠床 |
| | 协助进食，喂营养液 | 饭菜、营养液及温水温度适宜，防止过冷、过热，避免患者烫伤 |
| | | 患者进食和喂营养液时应摇高床头，动作轻柔 |
| | | 速度不宜过快，注意观察患者有无呛咳 |
| | | 如患者因故未进食，及时告知护士 |
| | 巡视患者 | 定时开窗通风，保持病室安静，创造良好的睡眠环境 |
| | | 巡视患者，及时发现患者异常行为，及时满足患者生活需求 |
| | | 观察患者输入液体是否通畅，输入完毕及时告知护士 |
| | | 调节室内灯光，保持病室光线适宜 |
| | 体位 | 摆放合适体位 |
| | | 抬高床头 |
| | 叩背 | 应在餐后 2 小时至餐前 30 分钟完成 |
| | | 叩击力量适中，以患者不感到疼痛为宜 |
| | | 注意观察患者的反应，询问患者感受，以免发生呕吐引起窒息 |
| | | 叩击后协助患者漱口，去除口腔痰液 |
| | 放尿袋尿液 | 操作前后洗手 |
| | | 需记录患者尿液量、颜色，告知护士记录 |
| | | 放尿时发现异常及时告知护士 |
| | | 保持环境整洁、地面无污迹 |
| | 协助清醒患者排便及清理 | 注意保护患者隐私，注意保暖 |
| | | 保持会阴部及肛周清洁干燥，便后清洁（冲洗）肛周，动作轻柔 |
| | | 防止患者皮肤损伤 |
| | | 如患者大便颜色、性状、频次异常，须及时告知护士 |
| | 全身擦浴 | 保证患者皮肤无血迹、无黏腻、无污迹 |
| | | 保护患者隐私，动作轻柔，注意保暖 |
| | | 避免牵拉各种管道，防止操作不慎导致非计划性拔管 |

（续表）

| 时间 | 工作内容 | 工作标准 |
|---|---|---|
| 日 | 全身擦浴 | 对约束患者,应打开约束带或手套进行擦拭 |
| | | 防止约束部位受伤或皮肤因潮湿而发白 |
| | | 禁止私自拆除各种敷料,如发现异常须及时告知护士 |
| 夜 | 晚间护理 | 为患者进行口腔清洁、洗脸、洗手,帮助患者梳头、热水洗(擦)脚 |
| | | 做好安全防范工作,防止不良事件发生 |
| | | 加强巡视,发现患者病情变化、仪器警示报警时汇报护士 |

7. 急诊室(观察室)护工/护理员工作流程及工作标准

表 2-7　急诊室(观察室)护工/护理员工作流程及工作标准

| 时间 | 工作内容 | 工作标准 |
|---|---|---|
| | 基本要求 | 在岗在位,仪表端正,服装整洁,佩戴胸卡,指甲短,头发、鞋子规范 |
| | | 服务与操作做到"三心""三轻""四勤" |
| | | 时刻关注患者安全,注意"七防" |
| | | 掌握手卫生规范及洗手指征 |
| 日 | 日常生活护理 | 协助生活不能自理或卧床的患者:晨晚间洗漱、餐前便后洗手、协助进餐饮水、清洁餐具 |
| | | 协助患者做好个人卫生(剪指/趾甲、剃须、洗头、擦身),协助患者大小便、翻身、进行肢体活动等 |
| | 协助留取标本 | 及时协助留取标本,认真查对 |
| | 主动服务 | 与护士共同完成晨、晚间护理,完成科室安排的临时工作 |
| | | 随时巡视患者,患者呼唤立即反应,观察各导管情况,有异常及时汇报 |
| | 协助工作 | 做好患者入院前的准备工作和出院后床铺整理及常规消毒工作 |
| | | 协助护士做好被服、物品、病区环境的管理 |
| 夜 | 晚间护理 | 为患者进行口腔清洁、洗脸、洗手,帮助患者梳头、热水洗(擦)脚 |
| | | 做好安全防范工作,防止不良事件发生 |
| | | 加强巡视,发现患者病情变化、仪器警示报警时汇报护士 |

## 三、护工/护理员交接班制度

1. 护工/护理员应严格遵守交接班制度,服从安排,坚守工作岗位,履行职责,保证护理工作连续、准确、及时地进行。

2. 按时交接班,接班者提前 15 分钟进入科室。在接班者未到之前,交班者不离开岗位。

3. 值班者必须在交班前完成本班的各项工作,遇有特殊情况,必须做详细交接。

4. 交接双方认真查看患者皮肤情况、各种导管固定和通畅情况;重点交接昏迷、瘫痪等危重患者全身皮肤与局部受压情况;有禁忌、特殊体位、特殊检查处理、病情变化及思想情绪波动的患者,均应详细交代。口头要讲清,患者床头要看清。

5. 对有约束带患者须交接清楚约束时间,查看约束带松紧适宜与否,观察患者皮肤颜色、温度及末梢循环情况。

6. 接班时发现问题,应由交班者负责;凡交代不清或有疑问处,接班者应当即询问清楚。

7. 如有需要,日班人员为夜班人员做好用物准备,以便于夜班工作。

# 第三节　护工/护理员考核与奖惩

## 一、护工/护理员考核细则

1. 自觉遵守公司和医院的各项规章制度。

2. 上岗时应着统一工作服装并佩戴胸卡,保持服装整洁。做到头发不披肩,不留指甲,不涂指甲,不穿高跟鞋、响底鞋。

3. 服从本院管理人员的工作安排和调动,不挑拣患者,不哄抢患者,不装病拒绝派工。

4. 特殊原因请假的,必须按"护工/护理员请假制度"规定办理请假手续。

5. 医院接受各类检查时服从安排,积极配合,不给医院带来不良影响。

6. 为患者服务中要做到"五心":热心、耐心、爱心、细心、诚心。严禁与患者及其家属、医护人员发生争吵等。

7. 护工/护理员之间应团结友爱,不吵架,不辱骂,不打架,不挑拨是非等。

8. 在医院病区内不留宿护工/护理员亲属或身份不明的外来人员。

9. 严格按照工作操作程序为患者做好生活护理,避免患者发生意外伤害。

10. 保持病室整洁、空气新鲜及安静,室内无异味。

11. 厕所无异味,无污垢,无堵、溢现象,发现水渍及时清理。

12. 保持床单位清洁、平整,桌面、椅面、地面无杂物。

13. 保持危重患者口腔清洁、皮肤清洁,防止褥疮发生(入住患者不发生褥疮,对带入的褥疮加强护理,避免发展)。

14. 预防褥疮:保持床单位平整、清洁、干燥,定时给患者翻身、按摩及协助患者做被动活动,操作时动作要轻、稳。

15. 对呼吸道有疾患的患者,应定时翻身、拍背,每2～4小时一次。协助患者做有效咳嗽:深呼吸、咳嗽、排痰,防止分泌物或呕吐物吸入呼吸道。

16. 防止意外跌伤,对烦躁不安或神志不清者要加防护栏或者遵医嘱实施保护性约束,防止坠床。

17. 昏迷患者采取平卧时头侧向一侧,防止窒息。

18. 发现异常情况应及时报告、及时处理,杜绝差错事故发生。

19. 每星期为患者修剪指甲,男患者及时剃须,女患者头发整齐、清洁。

20. 不私下与患方接洽并为患者提供生活照料。

21. 不参与寿衣买卖活动,以免影响医院秩序。

22. 不参与聚众赌博及吸毒。

23. 不以各种方式向家属索讨食品、物品、小费。不偷窃他人财物。

24. 不向患者兜售尿布、尿垫、棉被、便盆、尿壶等生活用品。

25. 不将医院医疗废弃物及其他物品私自变卖。

26. 不挑唆患方与医院工作人员及管理人员发生矛盾。

27. 不因个人作风问题影响院方医疗秩序,造成不良社会影响。

28. 护工/护理员满意度测评中均获"合格"。

29. 疫情防控期间服从管理,做好个人防护,按规定进出病区,不得违反医院规定,不得隐瞒发热等症状,不得隐瞒相关信息。

注:如违反上述条例,公司将依据奖惩制度规定做出相应处罚。

## 二、护工/护理员请假制度

1. 凡请假必须填写请假条。

2. 需请假3天以内的,应提前5天向驻院工作组负责人提出申请,经批准后方可离开。

3. 需请假3天以上的,应提前10天向驻院工作组负责人提出申请,经批准后方可离开。

4. 坚守工作岗位,陪护患者过程中不请假。

5. 陪护患者过程中因特殊原因确需请假者,须先向驻院工作组负责人说明理由,在有其他护工/护理员接替工作的情况下,经管理人员同意后方可离开。

6. 假期结束后,应按时上岗。如遇特殊情况不能及时到岗,需提前致电管理人员告知不能到岗原因及续假天数

7. 特殊情况下,比如疫情防控期间,非必要不离开工作城市或区域,并按照要求进行

健康观察和相关检测检查。

8. 特殊情况下，比如疫情防控期间，离开工作城市或区域须如实填写交通工具、途经城市和其他要求事项。

## 三、护工/护理员奖惩细则

表 2-7　护工/护理员奖惩条例——奖励部分

| 奖励内容 | 奖励尺度 |
| --- | --- |
| 1. 在维护患者生命、健康安全方面有突出表现 | 收入的 0.02%<br>（超过收入的 0.02%向公司报备） |
| 2. 服务态度一贯良好，承受欺辱（被打、骂未还手） | 收入的 0.01% |
| 3. 收到表扬信，经区域经理落实确认后上报行政部批核 | 收入的 0.000 5%～0.001% |
| 4. 收到锦旗，经区域经理落实确认后上报行政部批核 | 收入的 0.005%～0.01% |
| 5. 被医院评为优秀护工/护理员 | 收入的 0.03% |
| 6. 被公司评为优秀护工/护理员 | 收入的 0.05% |
| 7. 为公司或医院争取较大荣誉 | 上报公司酌情而定 |
| 8. 保护医院财产，得到医院表扬 | 收入的 0.02% |
| 9. 支援本院外调配需要 | 收入的 0.01%（被支援方奖励） |
| 10. 理论、技能考试成绩优秀（获得第一名） | 收入的 0.01% |

表 2-8　护工/护理员奖惩条例——处罚部分

| 处罚内容 | 处罚尺度 | | |
| --- | --- | --- | --- |
| | 警告 | 罚款/元 | 辞退 |
| 1. 未佩戴工号牌上岗 | 第一次 | 收入的 0.000 5%～0.005% | 10 次以上 |
| 2. 工作时间未穿工作服，疫情防控期间不戴口罩 | 第一次 | 收入的 0.002%～0.01% | 5 次以上 |
| 3. 服务患者时段穿拖鞋，满意度测评低于 90 分 | 第一次 | 收入的 0.002%～0.01% | 5 次以上 |
| 4. 在病区内喧哗 | 第一次 | 收入的 0.001%～0.01% | 影响医院正常秩序 |
| 5. 在医院病区内违规洗衣、晾衣、洗澡 | 第一次 | 收入的 0.001%～0.01% | |
| 6. 未按医院规定使用和收放躺椅 | 第一次 | 收入的 0.001%～0.02% | |
| 7. 工作时间内串岗、聚众闲聊 | 第一次 | 收入的 0.001%～0.01% | |

(续表)

| 处罚内容 | 处罚尺度 | | |
|---|---|---|---|
| | 警告 | 罚款/元 | 辞退 |
| 8. 上班做私事(钩织毛衣等)、吃零食(带果壳类食物)等 | | 收入的 0.002%～0.01% | 5次以上 |
| 9. 请假者无特殊情况未按时返岗 | | 收入的 0.005%～0.05% | 15天及以上自动离岗 |
| 10. 未经准许私自调班、调换服务患者 | | 收入的 0.005%～0.05% | 造成严重后果 |
| 11. 用患者衣物及医院被服等擦地板 | | 收入的 0.001%～0.02% | |
| 12. 在病区内煮生食 | | 收入的 0.002%～0.02% | |
| 13. 违规使用电器及医院设备 | | 收入的 0.02%～0.1% | |
| 14. 护工/护理员亲戚及朋友在医院逗留,造成不良影响 | | 收入的 0.005%～0.05% | |
| 15. 捡拾报纸与饮料瓶等杂物,存放或变卖 | | 收入的 0.005%～0.05% | |
| 16. 无正当理由不参加公司培训 | | 收入的 0.001%～0.01% | |
| 17. 护工/护理员之间不团结友爱,打架、辱骂、挑拨是非 | | 收入的 0.02%～0.05% | 情节严重 |
| 18. 违反医院及公司制度,受到医院和上级部门投诉(造成经济损失,照价赔偿) | | 收入的 0.01%～0.05% | 情节严重 |
| 19. 患者和家属投诉经查实(造成经济损失,照价赔偿) | | 收入的 0.005%～0.03% | 情节严重 |
| 20. 不服从管理老师工作安排 | | 收入的 0.005%～0.05% | 情节严重 |
| 21. 随意发表与自身工作无关的言论,造成医患矛盾 | | 收入的 0.01%～0.05% | 情节严重 |
| 22. 在医院内喝酒,在非吸烟区抽烟 | | 收入的 0.01%～0.05% | 情节严重 |
| 23. 未通过公司管理人员私下与患方接洽,为患者提供生活照料,私自收费 | | 收入的 0.01%～0.05% | 2次以上 |
| 24. 未按要求做好安全防范而发生不良事件,发生不良事件未及时向管理老师汇报 | | 收入的 0.01%～0.05% | 后果严重承担相应赔偿责任 |

（续表）

| 处罚内容 | 处罚尺度 | | |
|---|---|---|---|
| | 警告 | 罚款/元 | 辞退 |
| 25. 向患者家属出借躺椅、棉被、便盆、托架等 | | 收入的 0.01%～0.05% | 2次以上 |
| 26. 向患者兜售尿布、尿垫、棉被、便盆、毛巾等 | | 收入的 0.01%～0.05% | 2次以上 |
| 27. 挑唆患方、医院工作人员与管理老师发生矛盾 | | 收入的 0.01%～0.05% | 情节严重 |
| 28. 挑拣、拒接、哄抢患者 | | 收入的 0.01%～0.05% | 3次以上 |
| 29. 违反公司请假制度 | | 收入的 0.005%～0.02% | 情节严重 |
| 30. 护工/护理员参与或介绍殡葬一条龙服务 | | 收入的 0.02%～0.05% | 2次以上 |
| 31. 向家属索要小费 | 退一罚一 | | |
| 32. 遗体清理服务受到家属或院方投诉 | 退一罚一 | | |
| 33. 虚报或漏报服务情况 | 按虚报漏报金额的双倍进行处罚 | | |
| 34. 收集、私藏、买卖医疗废弃物 | 辞退 | | |
| 35. 偷窃他人财物情况经查实 | 辞退 | | |
| 36. 个人作风问题影响院方医疗秩序,并造成不良社会影响 | 辞退 | | |
| 37. 违反国家法律法规 | 辞退 | | |
| 38. 以欺骗方式无证上岗或持假证上岗 | 辞退 | | |
| 39. 出卖患者信息 | 辞退 | | |
| 40. 渎职(离岗)致患者受到伤害 | 辞退 | | |
| 41. 护工/护理员参与倒卖药品 | 辞退 | | |
| 42. 护工/护理员私自保管患者医保卡 | 辞退 | | |
| 43. 护工/护理员代替患者或患者家属配药 | 辞退 | | |
| 44. 参与"黑救护车""黑出租车"营运等影响诊疗秩序的行为 | 辞退并及时上报医院保卫科 | | |
| 45. 参与"非法行医""医托""医闹""号贩子"和虚假医疗广告等违法行为 | 辞退并及时上报医院保卫科 | | |
| 46. 发生拉帮结派、驱赶其他护工/护理员行为 | 辞退并及时上报医院保卫科 | | |
| 47. 疫情防控期间不服从安排,隐瞒个人相关信息,随意进出医院 | 经济处罚,造成不良影响的辞退 | | |

# 第四节　人员培训与考核制度

## 一、各级人员培训及考核制度

1. 新进入医院的有证及无证护工/护理员

（1）医院项目负责人（主管）对新进护工/护理员在上岗前进行岗前培训（培训内容内容详见"新进护工/护理员岗前培训表"）。

（2）培训的内容为：介绍工作地点、医院情况、公司及所在医院的各项规章制度，护工/护理员的岗位职责和职业道德，护工/护理员的在岗仪表仪容（文明礼貌等）、劳动纪律、工作职责和流程，护工/护理员的禁忌行为，患者生活护理基础理论及操作技能。

（3）岗中带教：医院项目负责人（主管）为新入护工/护理员安排科室，并分配带教护工/护理员对其进行一对一现场带教。新进持证护工/护理员带教时间为3～7天，未持证护工/护理员带教时间为7～14天。

（4）带教结束后由医院项目负责人（主管）在1个月之内对新进持证护工/护理员进行理论、操作考试，合格后方可上岗。

（5）带教结束后，未取得护理学会颁发的"护工/护理员培训合格证"及人力资源和社会保障局的"健康照护证"者，均需参加公司培训部组织的考试，考试成绩80分以上合格并颁发擎浩医院管理有限公司"护工/护理员培训合格证"后方可上岗，还需参加护理学会组织的护工/护理员培训，考核合格取得上海市护理学会颁发的"护工/护理员培训合格证"。

2. 在岗护工/护理员

（1）公司培训部制订年度培训计划，医院项目负责人（主管）或公司培训师每月按计划对各医院进行一次以上现场培训，各医院负责人结合本院情况对计划进行细化（如医院有特殊要求则由培训经理与护理部沟通后确认修改）。

（2）邀请医院护理部共同培训，每季度或每半年请一位科室护士长或病区护士参与培训。

（3）培训内容：基本素质、仪表要求、职业道德、沟通技巧和医院规章制度，基本消毒、隔离知识和污物处理方法，护理常识，医学常识，生活护理技能知识，急救知识，职业暴露保护等。

（4）护工/护理员必须按要求参加培训，每月培训一次。护工/护理员每年度培训不

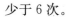

少于 6 次。

(5) 培训时护工/护理员轮班,安排好患者交接,向患者及家属做好解释工作,提前告知病区值班护士,取得同意,确保患者安全。

(6) 在岗护工/护理员每半年进行一次理论、操作考试,理论考试合格标准为>80 分,操作考试合格标准为>80 分,并进行登记。累计考试不合格 2 次者,予停岗培训 3 天,培训后进行考试,合格后方可重新上岗。

(7) 护工/护理员按时按期参加培训,如无原因私自缺席,按奖惩条例处理。每年度参加培训不少于 8 次。

3. 管理员培训及考核制度

(1) 新进管理员经公司培训考核合格进入临床实习带教 2 个月,再次考核合格上岗,6 个月后再进行一次评估,半年内不胜任者不录用。

(2) 公司对管理员每年组织 1～2 次培训,培训后考核,不合格者补考并与绩效挂钩。

(3) 工作组负责人每 2 个月对管理员进行日常工作考核,留存书面考核记录,对存在问题多、能力差的管理员提出是否继续录用意见。

## 二、护工/护理员消毒隔离制度

1. 护工/护理员工作时间应衣帽整洁,不戴外露首饰,指甲短、平整,穿工作服不进入食堂。进入手术室、重症监护室、新生儿室、介入中心等重点部门应按重点科室管理要求做好个人防护及按要求更衣。

2. 按照标准预防的原则做好个人防护工/护理员工作,严格执行手卫生。护理患者前后洗手,手污染后立即洗手,认真履行七步洗手法。洗手指征:①接触患者前后,摘除手套后;③接触患者的体液、排泄物后;④从患者身体脏的部位移动到干净的部位;⑤接触患者周围环境及物品后;⑥穿脱隔离衣前后。

3. 病室每天定时开窗通风,保持空气清新无异味。

4. 实施湿式扫床,一床一巾,防止交叉感染。污被服不随地乱丢。

5. 地面、物体表面无明显污染时,采用湿式清洁。当其受到患者的血液、体液等污染时,先去除污染物,再清洁与消毒。

6. 便器一人一用,每周消毒 2 次。患者换下的引流袋不随地丢弃,倒去引流液毁形后放入医用垃圾桶。

7. 对感染患者与非感染患者分开护理。对传染病(疑似)患者及其用物采取相应的消毒隔离和处理措施。对床尾挂有隔离等标识的患者最末护理或者单独进行护理,戴口罩、手套,物品专用。

8. 严格掌握生活垃圾和医疗废物分类投放。

9. 在新冠疫情防控期间及突发公共卫生事件时严格遵守国家和医院的相关管理要求。

### 三、护工/护理员消防安全制度

1. 按相关规定设置的封闭楼梯间、防烟楼梯间和消防电梯室内一律不堆放杂物,疏散通道内的防火门必须保持常关状态。

2. 给患者输氧时应由医护人员操作,同时应提醒患者及其陪护、探视人员不用有油污的手和抹布触摸氧气瓶和制氧设备。

3. 发现病房用火、用电安全隐患时及时制止,病房内禁止使用明火与吸烟。

4. 不擅自改变病房内的电气设备和线路,未经批准严禁擅自加长电线。

5. 严禁使用电炉、电热棒、电饭煲、电水壶、酒精炉等小家电加热、煎炸食物及煮生食,不超负荷用电。

6. 使用微波炉时,加热时间不过长,不将生食、带壳的鸡蛋、带密封包装的食品直接烹调,以免爆炸;用完微波炉后关闭微波炉门并切断电源。

7. 积极参加医院组织的消防培训,熟悉并掌握各类消防设施的使用性能,熟知病区内消防通道。

8. 发生火灾时切勿惊慌,迅速按医院制定的灭火作战预案紧急处理,并拨打"119"通知公安消防部门并报告工作组。

# 第五节　质量与安全管理制度

### 一、陪护质量与安全监控制度

1. 成立陪护质量与安全管理委员会,建立三级质控网络,保证各医院护工/护理员作开展和落实,全面负责各医院陪护质量与安全监控。

2. 制定各项质量检查标准,定期组织检查,发现问题及时反馈。每半年召开陪护质量安全讲评会,总结检查中存在的问题,分析原因,提出改进措施并反馈至工作组。

3. 对发生的重大事件及时组织调查分析,减少不良影响,每半年对发生的不良事件进行汇总分析,在项目负责人会上讲评,提出防范措施。

4. 一级质控：由各医院项目负责人进行护工/护理员质控自查，一级医院每 2 个月一次，二、三级医院每季度一次。

5. 二级质控：区域经理负责所管理区域质量检查，每半年一次，二、三级医院抽查 5 个护工/护理员陪护的患者质量，一级医院抽查 2 个护工/护理员陪护患者质量，抽查管理员 1～2 名。

6. 三级质控：公司质量委员会负责各级人员质量控制与管理，每半年组织成员进行检查。二、三级医院抽查 5 个护工/护理员陪护的患者质量，一级医院抽查 2 个护工/护理员陪护患者质量，抽查管理员 1～2 名。

7. 检查结果记录在工作质量考核表上。

8. "护工/护理员满意度调查表"由各医院自行发放，公司进行电话抽查。要求当月出院患者完成 60% 以上。

9. 护士长对管理员满意度二、三级质控负责。

10. 实行日查、夜查及节假日抽查，全方位进行陪护质量监控。

11. 质控检查结果作为管理员绩效、评优的依据，可以作为护工/护理员评选"星级护工/护理员"的依据之一。

## 二、环节质量管理制度

为了加强生活护理服务质量，促进生活护理工作安全、有效，特制定质量自查、推磨互查和上级督查相结合的质控制度，如下：

### (一) 环节质量层级管理模式

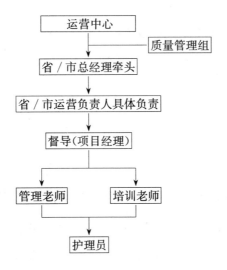

**图 2-2　环节质量层级管理模式**

### （二）环节质量考评模式

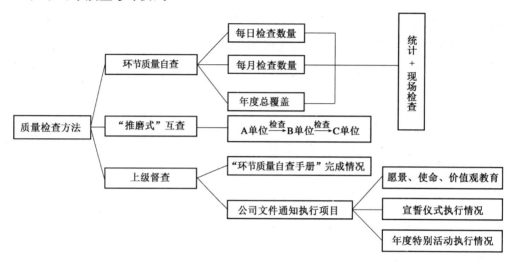

图 2-3　环节质量考评模式

### （三）各级管理人员环节质量自查内容

1. 管理/培训老师自查内容

（1）每日护工/护理员综合服务质量检查（表 2-9）。

（2）特殊时间段查房记录表（表 2-10）。

（3）感控、患者和个人安全防护等措施落实情况检查（表 2-11）。

（4）培训和环节质量自查落实情况检查表（表 2-12）。

2. 项目/区域经理、运营负责人检查内容

（1）每日护工/护理员综合服务质量检查（表 2-9）。

（2）特殊时间段查房记录表（表 2-10）。

（3）感控、患者和个人安全防护等措施落实情况检查（表 2-11）。

（4）培训和环节质量自查落实情况检查表（表 2-12）。

（5）对各级管理人员的检查（表 2-13）。

### （四）"推磨式"互查

1. 省/市公司运营负责人参与和组织质量"推磨式"互查

2. 方法

（1）项目组可采用 A 管理老师 $\xrightarrow{检查}$ B 管理老师 $\xrightarrow{检查}$ C 管理老师的模式，以此类推。

（2）区域经理采用 A 医院 $\xrightarrow{检查}$ B 医院 $\xrightarrow{检查}$ C 医院的模式，以此类推。

3. 检查内容：组织者可从"环节质量自查手册"中挑选项目进行检查，也可根据实际情况决定检查项目。

### (五) 上级督查

1. 由运营中心抽调相关人员组成检查组,抽查省/市公司项目组,每半年一次。

2. 检查方法

(1) 召开各级人员座谈会。

(2) 现场抽查"环节质量自查手册"执行情况。

(3) 现场抽查公司文件通知执行项目落实情况。

### (六) 环节质量考评目标

1. 环节质量指标达到所服务医院的等级标准。

2. 患方得到高效、优质、便捷、安全、低耗的服务。

3. 公司员工无违反医德规范、违法违纪行为。

4. 实行服务质量的持续改进。

### (七) 环节质量考评要求

1. 环节质量检查做到以患方为中心,本着预防为主、全员参与的原则,使生活护理服务的各个环节处于受控状态。

2. 各级管理人员要坚持"双严"要求:严格落实环节质量考评制度,严格按表单、路径实施检查。

3. 每位护理员按照标准完成各项服务工作,各司其职、各负其责。检查中发现质量问题时应认真查找原因,提出改进措施;后续有效果评价。

做到个人随时对照规范,管理老师定量指导自查,上级管理者定时检查督导,运营中心定期总结推广。

4. 质量考评结果纳入综合绩效考核

表 2-9　每日护工/护理员综合服务质量检查(1 人次/日)

| 项目<br>(分值) | 内容 | 单项分值 | 得分 | | | | | 复查评价 |
| --- | --- | --- | --- | --- | --- | --- | --- | --- |
| | | | 月日,姓名: | 月日,姓名: | 月日,姓名: | 月日,姓名: | 月日,姓名: | |
| 个人<br>行为<br>规范<br>(15) | 在岗期间统一着装、佩戴胸牌 | 3 | | | | | | |
| | 服装整洁、合体;工作服纽扣齐全,不穿工作服进入食堂等公共场所或出医院大门 | 3 | | | | | | |
| | 不化浓妆,长发盘起,首饰不外露,不涂深色及彩绘指甲,不穿拖鞋 | 3 | | | | | | |

（续表）

| 项目<br>（分值） | 内容 | 单项分值 | 得分 | | | | | 复查评价 |
|---|---|---|---|---|---|---|---|---|
| | | | 月日，姓名： | 月日，姓名： | 月日，姓名： | 月日，姓名： | 月日，姓名： | |
| 个人行为规范（15） | 文明用语，有问必答，态度和蔼，不在病房吵闹、喧哗；"四轻"：走路轻、说话轻、操作轻、关门轻 | 3 | | | | | | |
| | 上岗前和在岗期间不饮酒，不吃气味较重的食物，不在非吸烟区吸烟 | 3 | | | | | | |
| 劳动纪律（12） | 不迟到，不早退，不脱岗 | 3 | | | | | | |
| | 不聚众聊天，不在病房内谈论与工作无关的事情 | 3 | | | | | | |
| | 服从管理老师的管理，不私自换班、不挑活、不拒岗；不干私活 | 3 | | | | | | |
| | 上岗期间不坐、卧病床，不拿公物和患者的任何物品 | 3 | | | | | | |
| 护理安全（21） | 1. 防坠床：拉上床栏，床栏高度合适，并确保床栏、床轮刹完好 | 3 | | | | | | |
| | 2. 防跌倒：协助患者上下床、如厕、洗澡，并予穿防滑鞋防跌倒 | 3 | | | | | | |
| | 3. 防走失和自伤：有抑郁、阿尔茨海默病、肿瘤晚期等病史的老年患者及10岁以下患儿须着病号服、戴腕带并告知患者家属，确保其知情同意；暂离时托付他人照看。注意拿走利器，遇患者情绪波动及异常情况及时汇报护士 | 3 | | | | | | |
| | 4. 防烫伤：危重患者及感知功能有障碍的患者禁止使用热水袋。擦浴、洗脚控制温度，开水、稀饭远离患者 | 3 | | | | | | |
| | 5. 防压疮：定时协助患者翻身并记录时间，取约30°斜侧卧位、约30°半卧位。保持患者皮肤清洁、干燥无破损。使用约束带时肢体处于功能位，约束带松紧适宜。密切观察约束部位的皮肤颜色 | 3 | | | | | | |
| | 6. 防误吸：鼻饲前确保胃管在位、通畅。卧床患者进食时需摇高床头，喂食液体时防呛咳 | 3 | | | | | | |
| | 7. 防意外拔管：巡视观察患者各导管是否保持通畅、无扭曲、不受压，翻身时需注意固定导管 | 3 | | | | | | |
| 患者护理要求（12） | 熟知患者"五知道"：姓名、饮食情况、二便情况、基础护理等级及伤患部位 | 3 | | | | | | |
| | 患者保持"三短"：头发、指（趾）甲、胡须短。"六洁"：头发整齐、无汗臭，口腔清洁、无异味，皮肤清洁、无污物，会阴清洁、干燥，肛周无尿、粪、污垢，手足清洁、无污垢 | 3 | | | | | | |
| | 注意患者暴露部位的保暖，通过拉窗帘、病床隔帘、屏风来保护患者隐私 | 3 | | | | | | |
| | 不在患者进食或做治疗时进行床单位整理 | 3 | | | | | | |

(续表)

| 项目<br>(分值) | 内容 | 单项分值 | 得分 | | | | | 复查评价 |
|---|---|---|---|---|---|---|---|---|
| | | | 月日,姓名: | 月日,姓名: | 月日,姓名: | 月日,姓名: | 月日,姓名: | |
| 协助进食服药(6) | 用餐前:洗手,烫餐具,做好清洁准备工作。协助可自主进餐者坐起、下床或采取舒适的进食体位。用餐中:喂食温度、速度适宜,防烫伤、误吸。用餐后:及时撤去餐具,保持清洁 | 3 | | | | | | |
| | 按医嘱提供温水协助患者服药入口;对于鼻饲和吞咽困难患者,应将药物研碎 | 3 | | | | | | |
| 留取标本(3) | 取标本前:洗手,戴口罩,准备好标本容器。取标本:按照护士指示准确留取所需的标本。取标本后:送到指定存放位置并洗手 | 3 | | | | | | |
| 记录(5) | 按要求正确记录出入液体的量和颜色 | 3 | | | | | | |
| | 做好物品交接记录,双方签字核对 | 2 | | | | | | |
| 病区环境(6) | 病区安静、整洁、通风良好。病区地面干燥,及时清理地面、卫生间的水迹 | 3 | | | | | | |
| | 床单位清洁、平整,没有堆放杂物、私人物品。床旁柜用物整洁、摆放整齐 | 3 | | | | | | |
| 技能考核 | 考查护理员现场正进行的操作或从20项考核技能中选择1项进行考核 | 10 | | | | | | |
| 满意度 | 询问患者家属对护理员服务的满意度 | 10 | | | | | | |
| 检查者签名: | | | | | | | | |
| 得分: | | | | | | | | |

**表 2-10 特殊时间段查房记录表(12 人次/月)**

| 病区 | 姓名 | 个人行为规范(30分) | | | 病区环境(20分) | | 患者护理(50分) | | 得分 | 备注 |
|---|---|---|---|---|---|---|---|---|---|---|
| | | 规范着装,佩戴胸牌,服装整洁,不穿拖鞋(10分) | 不迟到、不早退、不串岗,不聚众聊天(10分) | 文明用语,态度和蔼,精神饱满,不在病区喧哗(10分) | 病区安静整洁,地面干燥(10分) | 病房安静整洁,灯光适宜,物品摆放整齐(10分) | "七防"落实(30分) | 患者"三短""六洁",体位舒适(20分) | | |
| | | | | | | | | | | |
| | | | | | | | | | | |
| | | | | | | | | | | |

(续表)

| 病区 | 姓名 | 个人行为规范(30分) | | | 病区环境(20分) | | 患者护理(50分) | | 得分 | 备注 |
|---|---|---|---|---|---|---|---|---|---|---|
| | | 规范着装,佩戴胸牌,服装整洁,不穿拖鞋(10分) | 不迟到、不早退、不串岗、不聚众聊天(10分) | 文明用语,态度和蔼,精神饱满,不在病区喧哗(10分) | 病区安静整洁,地面干燥(10分) | 病房安静整洁,灯光适宜,物品摆放整齐(10分) | "七防"落实(30分) | 患者"三短""六洁",体位舒适(20分) | | |
| | | | | | | | | | | |
| | | | | | | | | | | |
| | | | | | | | | | | |
| | | | | | | | | | | |
| | | | | | | | | | | |
| | | | | | | | | | | |
| | | | | | | | | | | |
| | | | | | | | | | | |
| | | | | | | | | | | |
| | | | | | | | | | | |

表2-11 感控、患者和个人安全防护等措施落实情况检查(10人次/月)

| 项目(分值) | 内容 | 单项分值 | 得分 | | | | | 复查评价 |
|---|---|---|---|---|---|---|---|---|
| | | | 月日,姓名: | 月日,姓名: | 月日,姓名: | 月日,姓名: | 月日,姓名: | |
| 感染控制(20) | 1. 提问手卫生规范:洗手五时机("两前三后"),即接触患者前,清洁操作前,接触患者后,接触患者体液、血液、分泌物后,接触患者环境后;七步洗手法 | 7 | | | | | | |
| | 2. 视患者的血液、体液、分泌物、排泄物均具有传染性,接触上述物质者必须戴好口罩、手套,必要时佩戴护目镜 | 5 | | | | | | |
| | 3. 保持餐具及公共使用的护理物具清洁,根据需要落实集中消毒处理并妥善保管 | 5 | | | | | | |
| | 4. 提问垃圾分类:生活垃圾放黑色垃圾袋,医疗垃圾放黄色垃圾袋 | 3 | | | | | | |

（续表）

| 项目（分值） | 内容 | 单项分值 | 得分 月日,姓名: | 月日,姓名: | 月日,姓名: | 月日,姓名: | 月日,姓名: | 复查评价 |
|---|---|---|---|---|---|---|---|---|
| 患者安全防护措施（48） | 1. 防坠床：拉上床栏,床栏高度合适,并确保床栏、床轮刹完好 | 7 | | | | | | |
| | 2. 防跌倒：协助患者上下床、如厕、洗澡,并予穿防滑鞋防跌倒 | 7 | | | | | | |
| | 3. 防走失和自伤：有抑郁、阿尔茨海默病、肿瘤晚期等病史的老年患者及10岁以下患儿须着病号服、戴腕带并告知患者家属,确保其知情同意;暂离时托付他人照看。注意拿走利器,遇患者情绪波动及异常情况及时汇报护士 | 7 | | | | | | |
| | 4. 防烫伤：危重患者及感知功能有障碍的患者禁止使用热水袋。擦浴、洗脚控制温度,开水、热稀饭远离患者 | 7 | | | | | | |
| | 5. 防压疮：定时协助患者翻身并记录时间,取约30°斜侧卧位、约30°半卧位。保持患者皮肤清洁、干燥、无破损。使用约束带时肢体处于功能位,约束带松紧适宜。密切观察约束部位的皮肤颜色 | 7 | | | | | | |
| | 6. 防误吸：鼻饲前确保胃管在位、通畅。卧床患者进食时需摇高床头,喂食液体时防呛咳 | 7 | | | | | | |
| | 7. 防意外拔管：巡视观察患者各导管是否保持通畅、无扭曲、不受压,翻身时需注意固定导管 | 6 | | | | | | |
| 安全转运（20） | 1. 用轮椅转运患者：体位向后靠,脚放在踏板上,安全带系牢,做好保暖措施;遇下坡时,速度应慢,必要时倒行,让患者面对上坡;检查停靠的轮椅是否拉好手刹 | 5 | | | | | | |
| | 2. 用平车转运患者：两边护栏拉起;适宜遮盖以防寒保暖及保护患者隐私;遇上下坡时,让患者头部在高处一端;检查平车是否踩下车刹 | 5 | | | | | | |
| | 3. 推闲置的轮椅及平车时,不单手推送、用车撞门 | 5 | | | | | | |
| | 4. 转运过程中,应注意各导管通畅、稳妥固定、不扭曲、不压迫 | 5 | | | | | | |
| 尊重并保护患者隐私（12） | 1. 尊重患者的宗教信仰、风俗及生活习惯,让患者感觉到舒适 | 4 | | | | | | |
| | 2. 在操作前,须告知并取得患者的同意和配合 | 4 | | | | | | |
| | 3. 护理患者时,通过拉窗帘、病床隔帘等保护其隐私 | 4 | | | | | | |
| 检查者签名： | | | | | | | | |
| 得分： | | | | | | | | |

### 表2-12 培训和环节质量自查落实情况检查表(4人次/月)

| 类别<br>(分值) | 项目<br>(分值) | 内容 | 单项<br>分值 | 月<br>日 | 月<br>日 | 复查<br>评价 |
|---|---|---|---|---|---|---|
| 培训<br>工作<br>(50) | 教学计划<br>制订<br>(10) | 本年度护理员在职培训计划落实 | 4 | | | |
| | | 护理员岗前培训课程设置落实 | 3 | | | |
| | | 计划分层次,如:不识字护理员,低年资、高年资护理员内容各有侧重,操作性强 | 3 | | | |
| | 组织落实<br>(30) | 按时间节点完成岗前培训内容 | 5 | | | |
| | | 落实每月培训计划 | 5 | | | |
| | | 随机抽考1名护理员操作技能 | 4 | | | |
| | | 随机抽查2名护理员"护理员在职培训手册"记录 | 4 | | | |
| | | 检查年度"护理员在职培训手册"审核情况 | 4 | | | |
| | | 抽查2名不识字的护理员完成认字培训的记录 | 4 | | | |
| | | 智能手机培训落实 | 4 | | | |
| | 教学总结<br>(10) | 有专项培训、活动和本年度培训工作的总结 | 5 | | | |
| | | 针对存在的问题制定整改措施 | 5 | | | |
| 环节<br>质量<br>自查<br>(50) | 工作态度<br>(10) | 熟知熟会附录中的相关制度规范 | 3 | | | |
| | | 检查中体现指导性 | 3 | | | |
| | | 落实"双严":严格落实环节质量考评制度,严格按表单、路径实施检查 | 4 | | | |
| | 组织落实<br>(30) | 按要求进行"每日护理员综合服务质量检查"并记录 | 5 | | | |
| | | 按要求进行"感控、患者和个人安全防护措施落实检查"并记录 | 5 | | | |
| | | 按要求进行特殊时间段查房并及时记录 | 5 | | | |
| 环节<br>质量<br>自查<br>(50) | 组织落实<br>(30) | "七防"(防坠床,防跌倒,防走失和自伤,防烫伤,防压疮,防误吸,防意外拔管)落实 | 5 | | | |
| | | "四轻"(走路轻、说话轻、操作轻、关门轻)落实 | 4 | | | |
| | | 护理员技能考核落实 | 3 | | | |
| | | 完成患者满意度测评及分析 | 3 | | | |
| | 自查总结<br>(10) | 及时对质量自查结果进行总结 | 5 | | | |
| | | 认真查找原因,提出改进措施,体现持续改进 | 5 | | | |
| 检查者签名: | | | | | | |
| 得分: | | | | | | |

### 表 2-13　对各级管理人员的检查(4 人次/月)

| 项目<br>(分值) | 内容 | 单项分值 | 得分 | | | | | 复查评价 |
|---|---|---|---|---|---|---|---|---|
| | | | 月日,姓名: | 月日,姓名: | 月日,姓名: | 月日,姓名: | 月日,姓名: | |
| 仪容仪表<br>(9) | 统一着装,佩戴胸牌 | 3 | | | | | | |
| | 不化浓妆,长发盘起,不涂深色指甲油 | 3 | | | | | | |
| | 不穿响底鞋及毛外露的靴子 | 3 | | | | | | |
| 素质与<br>工作态度<br>(18) | 严以律己:不迟到、不早退、不脱岗 | 3 | | | | | | |
| | 和蔼可亲:面带微笑,自我介绍主动、规范 | 3 | | | | | | |
| | 耐心倾听患者、患者家属和员工的倾诉,及时解决问题 | 3 | | | | | | |
| | 工作中与同事团结友爱,服从上级工作安排 | 3 | | | | | | |
| | 按时完成任务,服务满意度高于 95% | 3 | | | | | | |
| | 各类台账记录齐全、整洁、字迹清楚 | 3 | | | | | | |
| 每月工作<br>重点<br>(24) | 工作会议到会率高 | 4 | | | | | | |
| | 质控检查记录上报及时 | 4 | | | | | | |
| | 按要求完成特殊时间段(晨晚间、午间、夜间等)查房 | 4 | | | | | | |
| | 按时完成护理员服务满意度测评 | 4 | | | | | | |
| | 护理技能培训分析反馈和调整及时 | 4 | | | | | | |
| | 上报奖、惩护理员情况及时 | 4 | | | | | | |
| 日常派工、<br>招聘和工<br>作流程<br>(28) | 晨会后到门诊、急诊看前一日 18:00 后各科新入患者落实情况 | 4 | | | | | | |
| | 临时性派工收费及时、正确;派工单书写工整,账目清晰 | 4 | | | | | | |
| | 使用"患者自理能力评估量表"与"失能等级评估参数表"评估患者 | 4 | | | | | | |
| | "生活护理安全知情同意书"签署及时 | 4 | | | | | | |
| | 新进护理员评估表填写上报及时(1 个月内) | 4 | | | | | | |
| | 护理员"三证"复印件(身份证、健康证和培训证)上缴及胸卡发放及时 | 4 | | | | | | |
| | 积极参加医院、科室、公司的培训和学习 | 4 | | | | | | |
| 护理员<br>会议<br>(6) | 召开护理员例会并有记录 | 3 | | | | | | |
| | 召开护理员工作会并有记录 | 3 | | | | | | |

（续表）

| 项目<br>（分值） | 内容 | 单项分值 | 得分 | | | | | 复查评价 |
|---|---|---|---|---|---|---|---|---|
| | | | 月日，姓名： | 月日，姓名： | 月日，姓名： | 月日，姓名： | 月日，姓名： | |
| 沟通交流<br>（6） | 询问1位护士长（沟通落实） | 3 | | | | | | |
| | 询问1位护理员（谈心制度落实） | 3 | | | | | | |
| 意外事故<br>（6） | 独立处理突发事件和服务纠纷的能力 | 3 | | | | | | |
| | 重大事项向公司运营部汇报处理及时，记录完整 | 3 | | | | | | |
| 投诉（3） | 投诉处理过程及时存档，报告填写完整 | 3 | | | | | | |
| 检查者签名： | | | | | | | | |
| 得分： | | | | | | | | |

### 三、护工/护理员工作质量考核制度及评分表

1. 护工/护理员工作质量考核制度

（1）工作组负责人每天巡视楼面，对每位护工/护理员的工作质量进行督查和指导。

（2）督查出的问题及时向护工/护理员指出，并及时记录，要求二、三级医院每3个月、一级医院每2个月对所有护工/护理员进行护工/护理员工作质量考核测评。

（3）建立每位护工/护理员质量考核评分表，一年一张。

（4）在考核表上填上相对应项目扣分值，在页面背后填写扣分详情，核查人统计分数后签名。

（5）在检查过程中出现的问题按奖惩细则处理，并在下次检查中进行复查。

（6）新冠疫情防控工作质量考核每月一次，发现问题立即整改，并与奖惩挂钩。

2. 护工/护理员满意度测评

（1）满意度测评包括现场测评和线上测评。

（2）管理员对所负责楼层患者或家属进行测评，抽取60％陪护患者，听取陪护意见，不断改进工作。询问ICU和急诊护士长对护工/护理员满意度。

（3）对不满意的护工/护理员进行培训、批评教育，对于教育后不改的护工/护理员，测评结果与奖惩挂钩。

3. 护工/护理员工作质量考核评分标准

## 2-14　护工/护理员工作质量考核评分标准

护工/护理员姓名：＿＿＿＿＿＿＿＿　　编号：＿＿＿＿＿＿＿＿　　医院：＿＿＿＿＿＿＿＿

| 项目 | | 内容 | 评分标准 | 月 | 月 | 月 | 月 | 月 | 月 |
|---|---|---|---|---|---|---|---|---|---|
| 素质要求 | | 服装鞋帽整洁,挂牌上岗,统一着装,不穿拖鞋,不佩戴夸张外露首饰,指甲不长过甲缘。<br>仪表仪容端庄,举止大方,保持"四轻"。<br>态度和蔼,礼貌待人,文明用语 | 一项不符扣1分 | | | | | | |
| 劳动纪律 | | 遵守纪律,不离岗,不串岗,不做私活,不做护士工作、不聚集聊天、不喧哗,在医院指定地点晾晒衣物。<br>积极主动,服从工作安排,服从管理老师管理,不做任何违反院纪院规及公司规章制度的事情 | 一项不符扣1分 | | | | | | |
| 质量要求 | 床单位 | 床单:清洁、平整、无污垢,尿垫下无粒屑,床底无杂物。<br>床旁柜:用物整洁、摆放整齐(不在柜内放护工/护理员私人物品)。<br>窗台上:无物品堆放,无衣物晾晒。<br>便器:保持清洁,使用后随即撤去,不着地 | 一项不符扣1分 | | | | | | |
| | 患者卫生 | 口腔:清洁、无口臭。<br>面部:清洁,耳后无污垢,眼角、鼻腔无污,男患者胡须刮净无破损。<br>头发:整齐、无异味。<br>皮肤:无破损,能做好预防性压疮护理。<br>体位:安置正确舒适,按时翻身。<br>指/趾甲:清洁,长度适宜,无污垢。<br>会阴:清洁、干燥、无尿粪污垢。<br>衣裤:清洁、无污迹。<br>操作:动作规范、轻柔,保护隐私 | 一项不符扣1分 | | | | | | |
| 手卫生 | | 洗手时机:熟知洗手时机("两前三后")。<br>七步洗手法:掌握正确洗手方法 | 一项不符扣1分 | | | | | | |
| 患者安全("七防") | | 防坠床:拉上床栏,踩床脚刹车。<br>防跌倒:协助患者上下床、如厕、洗澡,并予穿防滑鞋。<br>防走失、自伤:发现患者异常及时汇报,暂离时托付他人照看。<br>防烫伤:禁止使用热水袋,擦浴、洗脚控制温度。<br>防压疮:定时协助患者翻身,保持皮肤干燥、清洁、不潮湿。<br>防噎食:喂饭时摇高患者床头,喂食速度适中、温度适宜,固态及液态食物交替喂食。<br>防拔管:保持各导管固定,牢固无扭曲、受压,进行翻身、擦浴等操作时要防止导管脱落。<br>使用约束带患者:配合护士加强巡视,松紧适宜,定时放松。<br>一对一全程陪伴:离岗告知患者、患者家属及当班护士,取得同意(时间控制在30分钟内)。<br>一对多:按时巡视患者,及时满足患者需求,保障安全 | 一项不符扣1分;<br><br>有不良事件查实者一例扣10分 | | | | | | |

（续表）

| 项目 | 内容 | 评分标准 | 月 | 月 | 月 | 月 | 月 | 月 |
|------|------|---------|----|----|----|----|----|----|
| 投诉 | 1. 满意度测评≤90（一次扣 10 分）；<br>2. 有投诉，造成一定后果（一次扣 10 分）；<br>3. 线上平台无差评 | | | | | | | |
| 总分 | | | | | | | | |
| 签名 | | | | | | | | |

### 四、质量考核方案

陪护质量管理是公司运营管理的重要组成部分，是保证护理质量、患者安全的重要措施，陪护质量优劣直接影响公司声誉。为了加强公司对各项目组陪护质量与安全管理，规范护工/护理员服务行为，提供优质服务，保障患者安全，提高患者及医院满意度，把质量与评估、满意度、不良事件和投诉结合起来，制定了如下方案：

**（一）质量管理方针**

1. 以医院为核心，按不同医院要求进行护理质量考核，提高医院对护工/护理员服务的满意度。

2. 以患者为中心，为患者提供优质陪护服务，提高患者满意度。

3. 持续改进服务过程和效果，确保患者安全。

**（二）质量管理目标**

1. 护工/护理员工作质量≥95 分。

2. 管理员（包括督导）工作质量≥95 分。

3. 患者评估率：一级医院 100%，二级医院≥90%，三级乙等及专科医院≥80%，三级甲等医院≥70%。

4. 患者、患者家属或医务人员（包括护士长）对护工/护理员满意度≥98%，患者或患者家属满意度测评量达派工患者的 60%。

5. 护士长对管理员满意度≥95%。

6. 不良事件公司赔款为零。

7. 公司或上级部门接到的有效投诉数量为零。

**（三）考核方法**

1. 按三级质控进行考核，项目组、区域经理、公司运营部分别考核。

2. 项目组督导：护工/护理员考核一级医院每 2 个月考核一次，二级、三级医院每季度考核一次,管理员工作质量每 2 个月考核一次,患者或家属对护工/护理员满意度每月测评一次。儿科、精神卫生中心、ICU 无法测患者满意度,故测医护人员(包括护士长)对护工/护理员工作满意度,每月每人测评一次。

3. 区域经理:督导工作质量每季度考核一次;医务人员(包括护士长)对护工/护理员满意度、护士长对管理员满意度每季度测评一次,一级医院所有科室均需测评,二级及以上医院抽 5 个科室测评。

4. 定期检查与不定期检查相结合,公司运营部每半年组织考核一次;日常不定期督查,质控员每月抽查,季度全覆盖。

5. 检查定期培训记录、巡房记录。

6. 针对上一次检查发现的问题进行复盘。

7. 数据采集

(1) 每月患者满意度线上和现场测评相结合,线上线下各占 50% 分数,线上服务评价出现态度恶劣、不满意每次扣 10 分。每月评估率采集线上数据。

(2) 不良事件赔款、有效投诉按月实际发生数。

(3) 区域经理、公司运营部每半年汇总。

**(四) 评分:总分为 100 分,实行总分倒扣法**

表 2-15　质量考核评分依据

| 项目 | 目标值 | 扣分依据 | 扣分 |
|---|---|---|---|
| 护工/护理员工作质量 | ≥95 分 | 低于标准 1 分 | 2 |
| 管理员(包括督导)工作质量 | ≥95 分 | 低于标准 1 个百分点 | 2 |
| 患者评估率 | 一级医院 100%,<br>二级医院≥90%,<br>三级乙等医院≥80%,<br>三级甲等医院≥70% | 低于标准 1 个百分点 | 1 |
| 患者或患者家属、医务人员<br>(包括护士长)<br>对护工/护理员满意度 | 满意度≥98%,<br>测评量达派工患者的 60% | 低于标准 1 个百分点 | 2 |
| 护士长对管理员满意度 | ≥95% | 低于标准 1 个百分点 | 2 |
| 不良事件赔款 | 0 | 每赔 1 000 元 | 0.5 |
| 有效投诉 | 0 | 发生 1 起 | 3 |

### (五) 汇总讲评与持续改进

1. 质控员每月将日常检查结果进行汇总分析,在每月督导会上讲评,指出存在的问题,以供借鉴,对共性问题制订改进措施。

2. 每半年运营部组织质量与安全分析讲评会,分析重点问题,为发生的不良事件寻找原因,进行整改。

3. 将检查中发现的问题反馈给督导,要求自行整改,质控员进行跟踪复查。

4. 在检查的同时对管理员及护工/护理员进行现场工作指导和培训,及时纠正不规范行为,不断提高管理员业务能力,增强护工/护理员服务意识,改善护工/护理员服务态度,提高患者满意度。

5. 将医院反映及检查中发现的公司其他部门的问题反馈给各部门负责人,由各部门加强培训、指导和跟踪落实。

6. 综合成绩进行排序,并与项目组绩效挂钩,低于 90 分项目组的负责人进入公司进行培训,培训后进行综合考核及评估,结果与督导聘任相结合。

# 第六节　满意度测评

## 满意度测评及电话回访工作制度

为了进一步落实《关于进一步加强市级医院护工/护理员管理的通知》文件精神,以服务对象满意度为主要指标对护工/护理员进行考核评价,要求各医院每月进行患者对护工/护理员工作满意度测评,每月抽取一定数量患者进行电话回访,不断改进护工/护理员服务质量。

表 2-16　护工/护理员工作满意度测评

| | |
|---|---|
| 测评方法 | 各医院工作组按派工量测评患者满意度,月派工量在 800 以上的每月测评 12 个,月派工量在 400 以上的每月测评 8 个,月派工量在 100 以上的每月测评 5 个,月派工量在 100 以下的每月测评 3 个 |
| | 满意度需达到(部分医院 ICU 或急诊订单扣除后)订单数的 60%,扣除医院 ICU 或急诊护士长对护工/护理员工作满意度,每个护工/护理员每月测评一次 |
| | 儿科、精神卫生中心测护士长对护工/护理员工作满意度,每月每人测评一次 |
| | 完成医院提出的对护工/护理员服务质量及管理员满意度测评(包括患者对护工/护理员、护士长对护工/护理员及管理员) |
| | 新入职半年内管理员每月让护士长测评一次,将护士长、护理部对管理员的测评作为医院亮点 |

| 测评<br>方法 | 每月初采集上月线上满意度数据,每月 10 日上交纸质数据,20 日前每月随机抽取线上或纸质数据,进行电话回访 |
| --- | --- |
| | 区域经理每季度测评,公司每半年测评(抽查) |
| | 满意度测评作为工作组质量考核重要指标,与年终评优挂钩 |
| 电话<br>回访<br>内容 | 1. "您好,我是×××医院护工/护理员管理办公室的工作人员,请问您是××先生/××女士/×××患者的家属吗?" |
| | 2. "请问您对我们护工/护理员的服务质量是否满意?" |
| | 3. "谢谢!"结束后对患方反映的问题及事情做好记录 |

# 第三章

# 护工/护理员培训管理

## 第一节　职业素养

### 一、服装、仪表仪容和卫生

1. 护工/护理员的服装

护工/护理员穿着得当，制服整洁、合体，干净利落。

2. 护工/护理员的仪表仪容

女护工/护理员头发整齐，美观干净，不过肩；男护工/护理员头发梳理整齐，前不遮眉，后不盖领，侧不过耳。指甲短平，不涂指甲油，不戴外露首饰，对患者亲和微笑，工作时自然大方、举止稳重。

3. 个人卫生

（1）护工/护理员要勤洗澡、勤换衣、勤漱口、勤剪指甲，保持清洁卫生、无异味。

（2）不吃有异味的刺激性食物（烟、酒、韭菜、大蒜等）。

### 二、行为举止

1. 站姿：头正，颈直，挺胸收腹，两腿并拢，两脚前后错步或微呈"丁"字步，双手自然下垂，站立轻松自然，切不可叉腰、耸肩、弓背、没精打采等。

2. 坐姿：坐姿端正、平稳，两膝并拢，两脚自然踏地，稍后收。不能弯腰斜坐、跷二郎腿或不停抖动。

3. 步姿：在站姿的基础上，步履轻盈，小步前进，切不可拖沓、没精打采、摇头晃脑等。

4. 手姿：动作自然，幅度适当，为患者服务时手势不过多；尊重患者，使双方都能理解。

护工/护理员代表示范（图 3-1）：

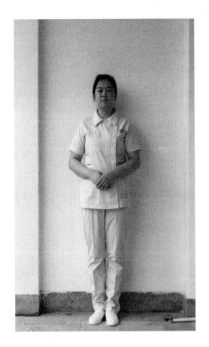

图 3-1　护工/护理员行为举止

### 三、服务态度

护工/护理员要做到严肃、认真、热情、大方。严肃并不是给患者冷脸,而是认真聆听患者的各种需求,不打折扣,逐一落实。不矫情,有耐心,有吃苦耐劳的精神,尊重、理解患者,主动、积极沟通。

### 四、沟通技巧

1. 使用得体的称呼,巧用第一人称

称呼是双方沟通的起点,称呼得体也会给患者留下好的印象。巧用第一人称,拉近彼此距离。

(1)根据患者的身份、职业、年龄等称呼,如××老师、××教授、××工程师等,也可征求对方的意见来称呼。

(2)不用床号等取代称谓,以免让患者感觉不被尊重。避免直呼患者姓名,初次见面直呼姓名不礼貌;不庸俗化称呼,如称呼"老板""小姐"等;更不使用歧视性绰号,如"高个子""胖子"等。

(3)学会用第一人称说话,如我们、咱们、咱家,这样能拉近人与人之间的关系。比如我们想让产妇起床行走时,如果把"你都手术 3 天了,该下地走一走了!"换成"咱们都做完手术 3 天了,试着走走?"不言而喻,效果会更好。

## 2. 选择合适的语调和声调

沟通时要保持对患者的尊重，并保持稳定的情绪。采用不同的语调和声调可以传达不同的信息和情绪，如热情还是冷漠、关心还是冷落。护工/护理员要随时调整自己的情绪状态，保持语调平和、音量适当，切勿大喊大叫，以免被人误解，引起不良情绪。

## 3. 耐心倾听

让倾听成为一种习惯，倾听了才能发现对方需要，倾听让对方有被尊重的感觉，获得信任。可以使用以下的倾听技巧：

（1）表现出有兴趣倾听：坐下来倾听患者说话，注意距离、态度，面向患者。

（2）保持目光交流：集中精力，经常性目光接触。

（3）适时反馈：点头、回应。

（4）不随便打断对方的谈话或改变话题。

（5）仔细体会对方讲话的"弦外之音"。

（6）不过早下结论。

## 4. 适时使用幽默的语言

幽默使人发笑，笑有助于减轻患者的紧张和疼痛，达到生理和心理上的放松，吸引患者对谈话的注意力，从而调整患病所引发的应激反应。

## 5. 运用美好的语言

美好的语言不仅使人愉悦，感到亲切温暖，而且还有治疗疾病的作用。护工/护理员每天与患者频繁接触，如果发挥语言的积极作用，必将有益于患者的身心健康，增强护理效果。

（1）安慰性语言。安慰性语言是对在病痛之中的患者的安慰。对不同的患者，要寻找不同的安慰语言。如对牵挂丈夫、孩子的女患者，可安慰她："要安心养病，他们会照料好自己的。有不少孩子，当大人不在的时候更懂事。"对事业心很强的中年人或青年人，可对他们说："养好身体，才能更好地投入工作。"

（2）鼓励性语言。护工/护理员对患者的鼓励实际上是对患者的心理支持，能帮助患者树立战胜疾病的信心，针对不同的患者要说不同鼓励性的话。比如，对新入院的患者说："这个医院经常收治您这种病人，有的人病情比您重多了，我护理的好多人都好了。您一定要有信心！"对病程中期的患者则说："治病总得有个过程，贵在坚持！"

（3）积极的暗示性语言。积极的暗示性语言可以有效刺激患者的心理活动。例如，看到患者精神气色比较好，可以暗示说："看您气色越来越好，说明治疗得很有效果啊。"这样的话语可以给患者增加继续治疗的信心。让患者吃药时可以说："大家都说这种药效果很好，您吃了也肯定会见效。"

## 6. 护工/护理员禁忌语

（1）"你怎么还不睡觉？知道现在都几点了吗？"

（2）"你怎么老是要去小便呀？一晚上都去几回了！"

（3）"这个检查我不知道，你问问医生、护士吧。"

（4）"烦死了，睡觉打呼噜，吵得人家都无法睡觉！"

（5）"你怎么又大便了？一天到晚不晓得大便多少次，烦死了！你再这样不听话，就把你绑起来！"

# 第二节 病室整齐、整洁

## 一、环境要求

1. 安静：做到"四轻"，即说话轻、走路轻、操作轻、关门轻。

2. 整洁：床、桌、椅排列整齐。

3. 温度：一般室内温度为 20～24℃ 为宜。

4. 通风：每天开窗至少 2 次，每次不少于 30 min。

5. 光线：室内光线应充足，夜间尽量开地灯或小灯。

6. 窗帘：垂直不打结（图 3-2）。

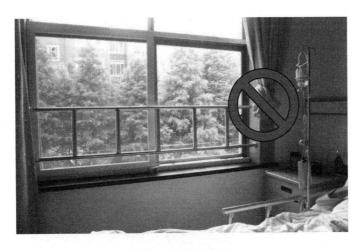

图 3-2 窗帘不打结

## 二、床单位要求

1. 一进病房，先看床单位是否符合要求，床是否对齐。

2. 床、椅子、床头柜呈一条线（图 3-3）。

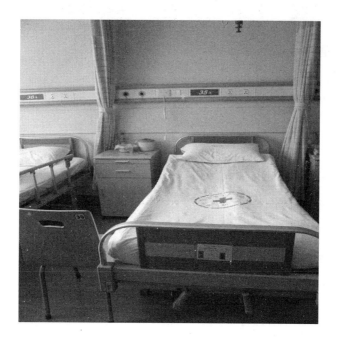

图 3-3　床单位：床、椅子、床头柜呈一条线

3. 床头柜摆放整齐、整洁（碗、筷等物品不放在柜台上）。

4. 床底下没有杂物（图 3-4），如无壁柜，物品放床下，尽量靠床头侧。

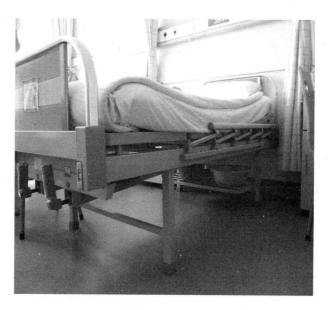

图 3-4　床底下：没有杂物，物品摆放整齐

5. 椅子摆放要求整齐，并检查是否牢靠、安全。

6. 窗台上不放任何物品（图 3-5）。

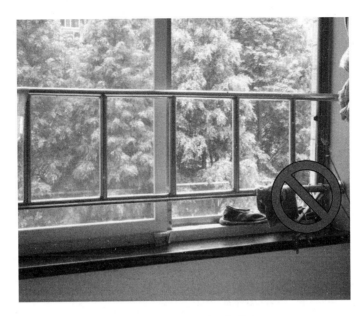

图 3-5　窗台上不放任何物品

7. 床被服

（1）被服折叠整齐。

（2）枕头旁尽量不堆积其他衣物等。

（3）尿垫平整，无臭味及污渍。

（4）尿垫下无垃圾及粒屑。

# 第三节　职业防护

## 一、清洁消毒

1. 基本概念

（1）清洁：是指去除物体表面尘埃和一切污垢及减少微生物数量的过程。

（2）消毒：是用物理、化学或生物的方法消除或杀灭传播媒介上除芽孢以外的所有病原微生物的过程。

（3）灭菌：是杀灭或者消除传播媒介上一切微生物的处理过程。

（4）隔离：是采用各种方法、技术，防止病原体由患者及携带者传播给他人的措施。

（5）医院感染：是指住院患者在医院内获得的感染，包括在住院期间发生的感染和在医院内获得、出院后发生的感染，但不包括入院前已开始或者入院时已处于潜伏期的感染,医院工作人员在医院内获得的感染也属医院感染。

2. 医院感染的条件

感染在医院内传播的三个环节即感染源、传播途径和易感人群。

（1）感染源：病原体自然生存、繁殖并排出的宿主或场所,是感染的来源。在医院中,已感染的患者及病原携带者是最重要的感染源。

（2）传播途径：病原体从感染源传播至易感者的途径。主要包括以下几种：

① 空气传播：带有病原微生物的微粒子通过空气流动导致的疾病传播。

② 飞沫传播：带有病原微生物的飞沫在空气中短距离（1 m 内）移动到易感人群的口、鼻黏膜或眼结膜等导致的传播。

③ 接触传播：病原体通过手、媒介物直接或间接接触导致的传播。

（3）易感人群：对某种疾病或传染病缺乏免疫力的人群,如严重免疫系统疾病患者,用大量免疫抑制剂的患者、婴幼儿等。

3. 消毒灭菌方法

表 3-1　消毒灭菌的一般方法及注意事项

| 消毒灭菌方法 | 使用范围 | 注意事项 |
|---|---|---|
| 压力蒸汽灭菌 | 适用于耐热、耐湿诊疗器械、器具和物品灭菌 | 不适用于油剂、粉剂的灭菌 |
| 紫外线消毒 | 适用于室内空气和物体表面的消毒 | 紫外线不能直接照射人 |
| 微波消毒 | 可用于餐饮具的消毒 | 物品应浸入水中或用湿布包裹,金属物品不放入微波炉内消毒 |
| 煮沸消毒 | 适用于金属、玻璃制品、餐饮具、织物或其他耐热、耐湿物品的消毒 | 应将待消毒物品完全浸没水中,水沸腾后维持时间不短于 15 min<br>应从水沸腾时开始计时,中途加入物品应重新计时 |
| 环氧乙烷气体 | 适用于不耐热、不耐湿的诊疗器械、器具和物品的灭菌 | 不适用于食品、液体、油脂类、粉剂类灭菌 |

4. 不同传播途径的疾病,要采取相应预防和隔离措施。

表 3-2　传染病的传播途径与预防措施

| 消毒灭菌方法 | 感染源 | 隔离与预防措施 |
|---|---|---|
| 接触传播 | 如肠道传染、多重耐药菌感染、皮肤感染等 | 1. 限制患者的活动范围。<br>2. 接触患者的血液、体液、分泌物、排泄物等时应戴手套。<br>3. 进入隔离病室,从事可能污染工作服的操作时,应穿隔离衣;离开隔离病室前脱下隔离衣,按要求悬挂 |

(续表)

| 消毒灭菌方法 | 感染源 | 隔离与预防措施 |
|---|---|---|
| 空气传播 | 如肺结核、水痘等 | 1. 患者病情允许时应戴外科口罩,并限制活动范围。<br>2. 进入患者房间时应戴帽子、医用防护口罩。<br>3. 接触患者的血液、体液、分泌物、排泄物等时应戴手套 |
| 飞沫传播 | 如百日咳、白喉、流行性感冒、病毒性腮腺炎、流行性脑脊髓膜炎 | 1. 患者病情允许时应戴外科口罩,并限制活动范围。<br>2. 患者之间、患者与探视者之间相隔1 m以上,探视者应戴外科口罩。<br>3. 与患者近距离(1 m以内)接触时,应戴帽子、医用防护口罩;接触患者的血液、体液、分泌物、排泄物等时应戴手套 |
| 煮沸消毒 | 适用于金属、玻璃制品、餐饮具、织物或其他耐热、耐湿物品的消毒 | 应将待消毒物品完全浸没水中,水沸腾后维持时间不短于15 min。<br>应从水沸腾时开始计时,中途加入物品应重新计时 |

## 二、基本防护

1. 基本概念

(1)普遍预防:是控制血源性病原体传播的策略之一,其理念就是将所有来源于人体血液或体液的物质都视作已感染了乙型肝炎病毒、丙型肝炎病毒、人类免疫缺陷病毒或其他血源性病原体而加以防护。

(2)标准预防:是根据普遍预防原则,医疗机构所采取的一整套预防控制血源性病原体职业接触的程序和措施,包括手卫生,根据预期可能的暴露选用手套、隔离衣、口罩、护目镜或防护面罩,以及安全注射;也包括穿戴合适的防护用品,处理患者环境中污染的物品与医疗器械。

(3)血源性病原体:是存在于血液和其他体液中能引起人体疾病的病原微生物,如乙型肝炎病毒、丙型肝炎病毒和人类免疫缺陷病毒等。

(4)职业接触:是指劳动者在从事职业活动中,通过眼、口、鼻及其他黏膜,破损皮肤,或针刺、咬伤、擦伤和割伤等途径穿透皮肤或黏膜屏障,接触含血源性病原体的血液或其他潜在传染性物质的状态。

(5)被污染的锐器:是指被污染的、能刺破皮肤的物品,包括注射针、穿刺针和缝合针等针具、各类医用或检测用锐器、载玻片、破损玻璃试管、安瓿等。

(6)个人防护用品:指用于保护医务人员避免接触感染性因子的各种屏障用品,包括口罩、手套、护目镜、防护面罩、防水围裙、隔离衣、防护服等。

(7)手卫生:是洗手、卫生手消毒和外科手消毒的总称。

（8）锐器伤：是指一种由医疗利器如注射器针头、缝针、各种穿刺针、手术刀、剪刀、碎玻璃、安瓿等造成的意外伤害，造成皮肤深部的足以使受伤者出血的皮肤损伤。

2. 锐器伤的预防措施及处理流程

（1）锐器伤的预防措施

① 禁止用手直接去拿污染的破损玻璃制品，应使用刷子、垃圾铲和夹子等器械处理。

② 被污染的锐器应尽快废弃至密闭、防刺破和防泄漏的容器中。禁止将手伸入存放被污染锐器的容器中。

③ 禁止弯曲被污染的针具，禁止双手回套针帽，禁止用手分离使用过的针具和针管，禁止重复使用一次性医疗用品。

（2）发生血源性病原体意外接触后的处理

① 立即用皂液和流动水清洗被污染的皮肤，用生理盐水冲洗被污染的黏膜。

② 如有伤口，由近心端向远心端轻轻挤压，避免挤压伤口局部，尽可能挤出损伤处的血液。

③ 再用肥皂水和流动水冲洗。

④ 冲洗受伤部位的伤口后，用消毒液（如 75％乙醇溶液或者 0.5％聚维酮碘溶液）进行消毒。

⑤ 包扎伤口。

⑥ 评估被传染的风险，评估接触者的免疫情况，采取接触后的预防措施，并上报医院相关部门。

3. 手卫生遵循原则和指征

（1）手卫生遵循原则

① 当手部有血液或其他液体等肉眼可见的污染时，应用皂液、流动水洗手。

② 当手部没有肉眼可见的污染时，宜使用速干手消毒剂消毒双手代替洗手。

（2）手卫生指征

① 直接接触每个患者前后，从同一患者身体的污染部位移动到清洁部位时。

② 接触患者黏膜、破损皮肤或伤口前后，接触患者的血液、体液、分泌物、排泄物、伤口敷料等之后。

③ 穿脱隔离衣前后，摘手套后。

④ 进行无菌操作，接触清洁、无菌物品之前。

⑤ 接触患者周围环境及物品后。

⑥ 处理药物或配餐前。

⑦ 接触患者的血液、体液和分泌物以及被传染性致病微生物污染的物品后。

⑧ 直接为传染病患者进行检查、治疗、护理或处理传染患者污物之后。

## 三、医院垃圾的识别

1. 基本概念

(1) 医疗废物：是指医疗卫生机构在医疗、预防、保健以及其他相关活动中产生的具有直接或者间接感染性、毒性和其他危害性的废物，包括感染性废物、病理性废物、损伤性废物、药物性废物、化学性废物。

(2) 感染性废物：常见的感染性废物如使用后的棉签、棉球、纱布，使用后的一次性输液器、注射器、针管、塑料盘、各种引流管等。

(3) 病理性废物：为诊疗过程中产生的人体废弃物和医学实验动物尸体等。

(4) 损伤性废物：能够刺伤或者割伤人体的废弃的医用锐器，如玻璃安瓿、玻璃碎片、针头、刀片等。

(5) 药物性废物：是指过期、淘汰、变质或者被污染的废弃药品。

(6) 化学性废物：是具毒性、腐蚀性、易燃易爆性的废弃的化学物品。

2. 医疗废物分类目录

表 3-3　医疗废物分类及收集方式

| 类别 | 特征 | 常见组分或废物名称 | 收集方式 |
|------|------|------|------|
| 感染性废物 | 携带病原微生物，具有引发感染性疾病传播危险的医疗废物 | 1. 被患者血液、体液、排泄物等污染的除锐器以外的废物；<br>2. 使用后废弃的一次性使用医疗器械，如注射器、输液器、透析器等；<br>3. 病原微生物实验室废弃的病原体培养基、标本，菌种和毒种保存液及其容器，其他实验室及科室废弃的血液、血清、分泌物等标本和容器；<br>4. 隔离传染病患者或者疑似传染病患者产生的废弃物 | 1. 收集于符合《医疗废物专用包装袋、容器和警示标志标准》（HJ 421—2008）的医疗废物包装袋中；<br>2. 病原微生物实验室废弃的病原体培养基、标本，菌种和毒种保存液及其容器，应在产生地点进行压力蒸汽灭菌或者使用其他方式消毒，然后按感染性废物收集处理；<br>3. 隔离传染病患者或者疑似传染病患者产生的医疗废物应当使用双层医疗废物包装袋盛装 |
| 损伤性废物 | 能够刺伤或者割伤人体的废弃的医用锐器 | 1. 废弃的金属类锐器，如针头、缝合针、针灸针、探针、穿刺针、解剖刀、手术刀、手术锯、备皮刀、钢钉和导丝等；<br>2. 废弃的玻璃类锐器，如盖玻片、载玻片、玻璃安瓿等；<br>3. 废弃的其他材质类锐器 | 1. 收集于符合《医疗废物专用包装袋、容器和警示标志标准》（HJ 421—2008）的利器盒中；<br>2. 利器盒内容物体积达到盒子容积的 3/4 时，应当封闭严密，按流程运送、贮存 |

（续表）

| 类别 | 特征 | 常见组分或废物名称 | 收集方式 |
|---|---|---|---|
| 病理性废物 | 诊疗过程中产生的人体废弃物和医学实验动物尸体等 | 1. 手术及其他医学服务过程中产生的废弃的人体组织、器官；<br>2. 病理切片后废弃的人体组织、病理蜡块；<br>3. 废弃的医学实验动物的组织和尸体；<br>4. 胎龄16周以下或重量不足500克的胚胎组织等；<br>5. 确诊、疑似传染病或携带传染病病原体的产妇的胎盘 | 1. 收集于符合《医疗废物专用包装袋、容器和警示标志标准》（HJ 421—2008）的医疗废物包装袋中；<br>2. 确诊、疑似传染病产妇或携带传染病病原体的产妇的胎盘应使用双层医疗废物包装袋盛装；<br>3. 可进行防腐或者低温保存 |
| 药物性废物 | 过期、淘汰、变质或者被污染的废弃的药物 | 1. 废弃的一般性药物；<br>2. 废弃的细胞毒性药物和遗传毒性药物；<br>3. 废弃的疫苗及血液制品 | 1. 少量的药物性废物可以并入感染性废物中，但应在标签中注明；<br>2. 批量废弃的药物性废物，收集后应交由具备相应资质的医疗废物处置单位或者危险废物处置单位等进行处置 |
| 化学性废物 | 具有毒性、腐蚀性、易燃性、反应性的废弃的化学物品 | 列入《国家危险废物名录》的废弃危险化学品，如甲醛、二甲苯等；非特定行业来源的危险废物，如含汞血压计、含汞体温计、废弃的牙科汞合金材料及其残余物等 | 1. 收集于容器中，粘贴标签并注明主要成分；<br>2. 收集后应交由具备相应资质的医疗废物处置单位或者危险废物处置单位等进行处置 |

3. 医院常用垃圾处理

（1）黑色垃圾袋、湿垃圾桶、干垃圾桶：处理干湿垃圾。干垃圾是不会腐烂的垃圾，如纸质用品，塑料制的饮料水瓶，各种一次性医疗器械的包装袋、纸盒等未与患者接触的物品。如输液器的外包装袋属于干垃圾。

（2）黄色垃圾袋、黄色医疗垃圾桶：处理锐利器具以外的医疗废弃物。

（3）利器盒：利器盒为黄色，整体由硬质材料制成，密封，以保证利器盒在正常使用的情况下，盒内盛装的锐利器具不撒漏。利器盒一旦被封口，则无法在不被破坏的情况下再次打开。

## 四、消毒隔离技术

本部分内容见微信"e答课程"平台"医疗护理员操作技能实践 培训系列课"，请扫右侧二维码。

1. 七步洗手法

2. 戴、摘口罩

3. 戴、脱手套

4. 穿、脱隔离衣

**医疗护理员视频课程**

扫码查看课程

5. 浸泡消毒

6. 擦拭消毒

7. 床单位终末消毒

8. 紫外线消毒

# 第四节　生活照护

本节内容见微信"e答课程"平台"医疗护理员操作技能实践 培训系列课",请扫下方二维码。

### 一、饮食照护

1. 协助进食

2. 经口喂食

3. 鼻饲

### 二、清洁照护

1. 床上洗头

2. 梳头

3. 床上洗脸、洗手

4. 牙齿清洁

5. 清洁义齿

6. 床上擦浴

7. 床上洗脚

8. 修剪指(趾)甲

9. 更换衣裤

10. 卧床患者更换床单

11. 会阴清洁

12. 卧床患者整理床单位

### 三、睡眠照护

1. 睡眠评估

2. 睡眠前相关操作的用物准备

3. 睡眠前需要完成的操作

**医疗护理员视频课程**

扫码查看课程

4. 睡眠前的环境准备

## 四、排痰照护

叩背

## 五、排泄照护

1. 协助如厕

2. 尿壶的使用

3. 便器的使用

4. 成人更换尿布（纸尿裤）

5. 简易通便

6. 留置导尿和膀胱造瘘者定时放尿、测量尿量

7. 尿常规标本采集

8. 粪常规标本采集

9. 出入量记录

## 六、移动及体位照护

1. 翻身

2. 搬运法（轮椅、平车转移患者）

3. 卧位肢体及关节功能位摆放

# 第五节　安全与急救

## 一、安全"七防"

本部分内容见本书第四章。

## 二、应急救护技术

本部分内容见微信"e答课程"平台"医疗护理员操作技能实践 培训系列课"，请扫右侧二维码。

1. 噎食急救（海姆利希手法）

2. 跌倒应急处理

**医疗护理员视频课程**

扫码查看课程

### 三、保护用具的使用与观察

本部分内容见微信"e答课程"平台"医疗护理员操作技能实践 培训系列课",请扫下方二维码。

约束带的应用

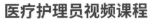

医疗护理员视频课程

扫码查看课程

### 四、消防安全

本部分内容见微信"e答课程"平台擎浩护理"医院消防安全知识培训",请扫下方二维码。

医院消防安全

医院消防安全知识培训

扫码学习

# 第六节　护工/护理员基本操作技能流程

本节内容见东南大学出版社《医疗护理员操作技能实践手册》[①]。

1. 协助进食操作流程
2. 经口喂食操作流程
3. 鼻饲操作流程
4. 清洁照护操作流程
5. 床上洗头操作流程
6. 梳头操作流程
7. 床上洗脸、洗手操作流程
8. 牙齿清洁操作流程
9. 义齿清洁操作流程
10. 床上擦浴操作流程
11. 床上洗脚操作流程
12. 修剪指（趾）甲操作流程
13. 协助更衣操作流程
14. 为卧床患者更换床单操作流程
15. 会阴清洁操作流程
16. 床单位整理操作流程
17. 睡眠照护操作流程
18. 叩背操作流程
19. 协助如厕操作流程
20. 尿壶使用操作流程
21. 便器使用操作流程
22. 成人更换尿布（纸尿裤）操作流程
23. 简易通便操作流程
24. 留置导尿和膀胱造瘘者定时放尿、测量尿量操作流程
25. 尿常规标本采集操作流程
26. 粪常规标本采集操作流程
27. 出入量记录操作流程

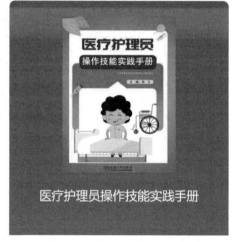

**查看电子样书**

长按识别二维码　▶

医疗护理员操作技能实践手册

---

① 刘云. 医疗护理员操作技能实践手册[M]. 南京：东南大学出版社，2019.

28. 翻身操作流程

29. 搬运法(轮椅、平车转移患者)操作流程

30. 卧位肢体及关节功能位摆放操作流程

31. 噎食急救(海姆利希手法)操作流程

32. 跌倒应急处理操作流程

33. 七步洗手法操作流程

34. 戴、摘口罩操作流程

35. 戴、脱手套操作流程

36. 穿、脱隔离衣操作流程

37. 浸泡消毒操作流程

38. 擦拭消毒操作流程

39. 床单位终末消毒操作流程

40. 紫外线消毒操作流程

# 第七节　护工/护理员基本理论培训课程

本节内容见微信"e答课程"平台"医疗护理员'三基'系列培训课程",请扫右侧二维码。

1. 规章制度(一)

2. 规章制度(二)

3. 护理员的职业道德

4. 护理员素质与行为规范(一)

5. 护理员素质与行为规范(二)

6. 护理员素质与行为规范(三)

7. 护理员角色与功能

8. 患者与患者角色(一)

9. 患者与患者角色(二)

10. 护患沟通的技巧

11. 人体结构(一)概述

12. 人体结构(二)骨与肌肉系统

13. 人体结构(三)神经系统

14. 人体结构(四)循环系统

15. 人体结构(五)呼吸系统

16. 人体结构(六)生殖系统

医疗护理员"三基"系列培训课程

扫码查看课程

17. 人体结构（七）免疫系统

18. 生长与发育（一）

19. 生长与发育（二）

20. 生长与发育（三）

21. 常见卧位的摆放及保护具的使用

22. 感染的预防与控制（一）概述

23. 感染的预防与控制（二）医院感染

24. 感染的预防与控制（三）预防感染的基本原则

25. 感染的预防与控制（四）清洁、消毒、灭菌

26. 感染的预防与控制（五）化学消毒灭菌法

27. 感染的预防与控制（六）隔离技术

28. 感染的预防与控制（七）隔离种类及措施

29. 感染的预防与控制（八）隔离技术操作方法

30. 生命体征的观察与护理（一）呼吸的观察与护理

31. 生命体征的观察与护理（二）血压的观察与护理

32. 生命体征的观察与护理（三）体温的观察与护理

33. 生命体征的观察与护理（四）脉搏的观察与护理

34. 常见急救技术（一）心肺复苏技术

35. 常见急救技术（二）氧气吸入疗法

36. 常见急救技术（三）吸痰法

37. 常见急救技术（四）简易呼吸器使用

38. 常见意外现场急救（一）

39. 常见意外现场急救（二）

40. 常见意外现场急救（三）

41. 常见意外现场急救（四）

42. 常见意外现场急救（五）

43. 常见意外现场急救（六）

44. 常见意外现场急救（七）

45. 中药的煎煮及服用方法（一）

46. 中药的煎煮及服用方法（二）

47. 安宁疗护的临床应用

48. 医院概述

# 第八节 护工/护理员基本操作技能评分标准

本节内容见东南大学出版社《医疗护理员操作技能实践手册》[①]。

1. 协助进食评分标准
2. 经口喂食评分标准
3. 鼻饲评分标准
4. 清洁照护评分标准
5. 床上洗头评分标准
6. 梳头评分标准
7. 床上洗脸、洗手评分标准
8. 牙齿清洁评分标准
9. 义齿清洁评分标准
10. 床上擦浴评分标准
11. 床上洗脚评分标准
12. 修剪指(趾)甲评分标准
13. 协助更衣评分标准
14. 为卧床患者更换床单位评分标准
15. 会阴清洁评分标准
16. 床单位整理评分标准
17. 睡眠照护评分标准
18. 叩背评分标准
19. 协助如厕评分标准
20. 尿壶使用评分标准
21. 便器使用评分标准
22. 成人更换尿布(纸尿裤)评分标准
23. 简易通便评分标准
24. 留置导尿和膀胱造瘘者定时放尿、测量尿量评分标准
25. 尿常规标本采集评分标准
26. 粪常规标本采集评分标准
27. 出入量记录评分标准
28. 翻身评分标准

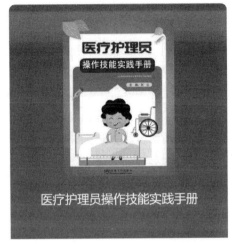

**查看电子样书**

长按识别二维码 ▶

---

① 刘云.医疗护理员操作技能实践手册[M].南京:东南大学出版社,2019.

29. 协助患者变换体位评分标准

30. 搬运法(轮椅、平车转移患者)评分标准

31. 卧位肢体及关节功能位摆放评分标准

32. 噎食急救(海姆利希手法)评分标准

33. 跌倒应急处理评分标准

34. 七步洗手法评分标准

35. 戴、摘口罩评分标准

36. 戴、脱手套评分标准

37. 穿、脱隔离衣评分标准

38. 浸泡消毒评分标准

39. 擦拭消毒评分标准

40. 床单位终末消毒评分标准

41. 紫外线消毒评分标准

# 第九节　护工/护理员理论考核题库

**医疗护理员试题集**

本节内容见微信"e 答课程"平台擎浩护理"护工/护理员〔基本操作〕试题集",请扫右侧二维码。

# 第十节　新招募护工/护理员培训

本节内容见微信"e 答课程"平台"医疗护理员操作技能培训〔入门级〕",请扫下方二维码。

1. 梳头

2. 床上洗脸、洗手

3. 戴、摘口罩

4. 七步洗手法

5. 床上洗头

6. 协助进食

7. 会阴清洁

8. 穿脱衣裤

9. 轮椅的应用

10. 床上洗脚

11. 便器的使用

12. 床上擦浴

13. 睡眠照护

14. 协助如厕

15. 翻身

16. 经口喂食

17. 尿壶的使用

18. 成人更换尿布(纸尿裤)

医疗护理员(入门级)
操作培训

扫码查看课程

# 第十一节　专科专病护理流程

## 一、老年科护工/护理员服务流程(24小时制)

表 3-4　老年科护工/护理员服务流程(24小时制)

| 时段 | 项目(动作) | 服务内容 | 备注 |
|---|---|---|---|
| 入院日 | 入院接待<br>指导下单 | 1. 护工/护理员自我介绍姓名、本病区工作经历。<br>2. 与患者家属交接生活用品(刀、剪刀不带入病区或交护工/护理员统一保管)。<br>3. 引导患者到床位。<br>4. 评估患者,检查患者全身皮肤是否有压疮和破损,评估患者日常生活能力情况。<br>5. 整理带入用品。<br>6. 嘱患者卧床休息。<br>7. 介绍服务模式及收费标准。<br>8. 手机下单,预收护工/护理员费 | 利器管理按医院要求。<br>管理员参与评估,签生活护理补充协议 |
| | 告知<br>服务内容 | 1. 做好患者身体清洁。<br>2. 患者要在坐便器上大小便。<br>3. 大小便后打铃。<br>4. 患者便后及时倾倒便器,便器清洁消毒 | 根据患者需要协助其大小便 |
| | 患者<br>作息时间 | 1. 告知三餐时间,协助订餐进食。<br>2. 泡水时间: 关心喝水,准备温水。<br>3. 垃圾分类放置 | 饮食按医嘱 |
| | 外出检查 | 协助外出检查患者穿外套,防着凉并陪同 | |
| | 关心、安慰 | 了解患者的心理状态 | |

（续表）

| 时段 | | 项目（动作） | 服务内容 | 备注 |
|---|---|---|---|---|
| 住院日 | 全天 | 与患者沟通 | 每天早晚问候患者（清醒患者），服务患者前后注意倾听患者感受 | |
| | 早上 | 洗漱擦身 | 1. 护工/护理员手消毒后戴口罩进入病房，与患者晨间问候。<br>2. 温水擦脸、擦身，帮助患者做口腔护理，查看患者皮肤，导尿管放尿。<br>3. 空腹喂食温水。<br>4. 护理完患者后消毒洗手 | |
| | | 1. 早餐<br>2. 服药 | 1. 发早餐，加热，鼻饲患者需粉碎机粉碎，按时打胃管喂药。<br>2. 饭前或饭后半小时，协助患者用温开水送服药品，看着患者服下；注意分清饭前、饭后药品 | 1. 粉碎机及针筒及时清洁消毒。<br>2. 进餐、鼻饲防噎食。<br>3. 药必须按护士要求服用，服药前核对患者姓名及药物用法，不清楚时问护士，避免用药差错 |
| | 上午 | 开窗通风 | 护士晨间护理后开窗通风30分钟 | 通风时间具体按实际情况定，冬天注意患者保暖 |
| | | 巡视病房 | 协助送需做检查的患者去检查，协助护士看护输液患者，及时为患者更换尿布、冲洗膀胱、护理伤口、翻身拍背、清理膀胱冲洗液，鼻饲患者9:00打胃管 | 患者起身或上厕所防跌倒，护工/护理员要陪伴 |
| | 中午 | 1. 午餐<br>2. 服药 | 1. 有家属送菜的提前微波炉加热（不能太热），协助患者用餐，胃管进食。<br>2. 进食后温水毛巾给患者擦嘴。<br>3. 协助患者吃药 | 1. 按需服务。<br>2. 进餐、鼻饲防噎食 |
| | | 午休 | 1. 拉围帘，保持病室安静，做到"四轻"。<br>2. 协助患者以最舒适体位休息 | "四轻"：走路轻、说话轻、关门轻、操作轻 |
| | 下午 | 开窗通风 | 护士晨间护理后开窗通风30分钟 | 通风时间具体按实际情况定，冬天注意患者保暖 |
| | | 巡视病房 | 1. 鼻饲患者打胃管。<br>2. 换体位，取患者最舒适体位。<br>3. 上肢、小腿屈伸训练（非必要） | 1. 按需服务。<br>2. 进餐、鼻饲防噎食 |
| | 傍晚 | 1. 晚餐<br>2. 服药 | 加热，鼻饲患者需粉碎机粉碎，按时打胃管，协助患者吃药 | 粉碎机及针筒及时清洁消毒，食物不过夜 |
| | | 协助排便 | | |
| | | 患者洗漱、睡觉 | 1. 晚间护理，协助患者洗脸、刷牙，方法同前。<br>2. 睡前喝水，杯中准备温水。<br>3. 关灯，开夜灯 | 协助护士工作 |
| | 夜间 | 巡视病房 | 1. 每2~3小时巡视一次，做到"四轻"。<br>2. 巡视内容：翻身，换尿布，有无发热情况，是否需喝水，小便后及时倒尿 | 患者打铃第一时间到其身边询问需求 |
| | | 采集标本 | 早晨大小便采样后送护士台扫码，送至固定的地方 | |

(续表)

| 时段 | 项目(动作) | 服务内容 | 备注 |
|---|---|---|---|
| 出院日 | 接到出院通知,做好出院准备 | 1. 整理患者出院物品。<br>2. 与家属交接患者出院物品。<br>3. 搀扶或送患者至电梯口。<br>4. 向患者道别。<br>5. 护工/护理员费结账,开发票。<br>6. 请患者及其家属对护工/护理员服务进行评价,或填写满意度表单 | |
| 全时段 | 温馨服务 患者水杯中保持半杯水 | 1. 病人要喝水时及时添加热水,每天喝水 1 500～2 000 ml。<br>2. 杯中没水的时候及时添加至半杯水 | |
| | 随叫随到 | 及时满足患者的生活需求 | |
| | 心理安慰 | 多给患者鼓励安慰,特别是对有认知障碍的患者多关心,让其心情愉快 | |

备注:1. 护工/护理员负责患者生活护理工作,不参与医疗护理技术性工作。
　　　2. 护工/护理员一对多服务,不时刻守在患者身边。护工/护理员离开时嘱患者有事打铃,护工/护理员及时询问。
　　　3. 护工/护理员不向患方收取任何费用,如有,及时向护工/护理员办反映。
　　　4. 发生意外事件及时向护士汇报,不自行处理,同时向管理老师汇报。
　　　5. 护工/护理员吃饭时间控制在 45 分钟,离开病区时告知其他护工/护理员或护士帮助满足患者需要。
　　　6. 等患者睡后(20:00 后),护工/护理员才能洗澡、休息。
　　　7. 对于长期卧床患者,注意其大小便情况,勤换尿布。

## 二、骨科护工/护理员服务流程(12 小时制)

表 3-5　骨科护工/护理员服务流程(12 小时制)

| 时段 | 项目(动作) | 服务内容 | 备注 |
|---|---|---|---|
| 服务当日 | 1. 介绍<br>2. 指导下单 | 1. 护工/护理员自我介绍。<br>2. 介绍护工/护理员服务模式及收费标准。<br>3. 指导(手机)下单,预收护工/护理员费 | |
| | 评估患者情况 | 1. 饮食、睡眠、大小便、生活自理能力。<br>2. 皮肤状况。<br>3. 了解注意事项 | 管理员参与评估患者生活自理能力情况 |
| | 告知服务内容 | 1. 身体清洁,术后床上擦身。<br>2. 协助进餐、进水。<br>3. 协助大小便。<br>4. 定时巡视,有事打铃 | 根据患者需要协助其大小便 |
| | 协助检查 | 协助外出检查的患者穿外套,有引流管固定的先放别针再协助搬床,防脱落 | |
| | 关心、安慰 | 建立良好护患关系,主动与患者交流,了解患者需求,缓解患者的紧张情绪 | |
| 术前 1 日 | 关心患者睡眠,心理安慰 | 保持情绪稳定,舒缓紧张心情 | |
| | 加强巡视 | 及时满足患者的生活需求 | |

（续表）

| 时段 | | 项目（动作） | 服务内容 | 备注 |
|---|---|---|---|---|
| 手术当日 | 进手术室前 | 换手术衣 | 协助患者反穿上衣（纽扣在后），内衣、内裤、鞋子、袜子均不穿 | 提醒患者家属准备尿垫、尿壶 |
| | | 协助患者上手术转运车 | 安慰鼓励 | |
| 手术当日 | 术后进监护室 | 协助搬运至病床 | 6小时以内平卧 | |
| | | 协助整理导管 | 协助护士固定引流管，防导管脱落、扭曲 | |
| | | 湿润嘴唇 | 用棉签蘸温开水湿润嘴唇 | |
| | | 患者呕吐 | 将患者头偏向一侧，及时清理呕吐物，汇报医生护士 | |
| | | 注意保暖 | 盖好被子 | |
| | | 出虚汗 | 干毛巾擦拭，衣服湿了及时更换 | |
| | | 腰部不适 | 腰酸腰痛时，按需在患者腰部垫小枕头或靠垫缓解患者症状，脊柱手术患者如翻身，采用轴线翻身法协助 | 术后翻身、活动按医生要求 |
| | | 及时倒尿袋内尿液 | 尿袋内尿液达 1/2～2/3 时及时倒，倒时尿袋不高于床沿，防止尿液逆流（普通引流袋），洗手 | |
| | | 异常情况及时汇报 | 患者肢体麻木、疼痛等，及时上报医生、护士；协助护士监护导管，防脱落 | |
| 术后每日 | 全天 | 与患者交流 | 每次服务患者（如翻身、擦身）前后询问患者是否感觉舒服 | |
| | 早上 | 洗漱、擦身 | 1. 患者起床后问候（"早上好！睡得好吗?"）。<br>2. 准备洗脸、刷牙、擦身用物，关门窗，拉窗帘，注意保护患者隐私。洗手，测水温，擦身（2条毛巾，2个盆），处理大小便，换衣裤、床单 | |
| | | 翻身，抬高患肢 | 1. 协助锻炼（活动手指、脚趾），脊柱手术轴线翻身。<br>2. 抬高患肢垫一小枕，足跟防压疮 | |
| | | 开窗通风 | 通风30分钟，冬天注意保暖 | |
| | | 早餐 | 洗手，发早餐，送饭到床边，按需协助喂饭 | |
| | | 提醒服药 | 饭后30～60分钟提醒服药，准备温开水 | |
| | 上午 | 整理床单位 | 协助护士为手术、出院患者换床单位，其他患者按需换 | |
| | | 二便照料 | 1. 尿袋内尿液达 1/2～2/3 时及时倒，倒时尿袋不高于床沿，防止尿液逆流，洗手。<br>2. 记录尿量 | 护工/护理员倒尿，护士计量 |
| | | 翻身 | 按需，不定时，2小时翻身一次 | 翻身时按照部位要求，保护好伤口 |
| | | 巡视病房 | 1. 1～2小时巡视一次，随叫随到。<br>2. 协助护士查看输液部位是否肿胀，输液是否通畅，导管是否扭曲受压，仪器报警及时汇报 | |

（续表）

| 时段 | | 项目（动作） | 服务内容 | 备注 |
|---|---|---|---|---|
| 术后每日 | 中午 | 午餐 | 洗手，协助用午餐 | 给不能自行吃饭者喂饭 |
| | | 提醒服药 | 饭后30～60分钟服药，准备温开水 | 服药按医嘱要求执行 |
| | | 午休 | 1. 保持病室安静，拉好床帘，拉床护栏。<br>2. 巡视病房，满足患者需求。<br>3. 解决二便，观察补液情况 | 协助护士接待下手术患者，搬运 |
| | 下午 | 开窗通风 | 开窗通风30分钟 | |
| | | 翻身 | 按需，不定时，2小时翻身一次，脊柱手术轴线翻身 | 翻身按照部位要求，保护好伤口 |
| | 傍晚 | 晚餐 | 协助用餐 | 给不能自行吃饭者喂饭 |
| | | 提醒服药 | 饭后30～60分钟服药，准备温开水 | 服药按医嘱要求执行 |
| | | 协助活动 | 下床走动防跌倒 | 术后下床活动按医生要求 |
| | | 患者洗漱 | 协助患者洗脸，处理大小便后洗手，协助翻身 | 协助护士做好手术晚归患者的接待工作 |
| | | 睡前准备 | 拉床帘，保持病室安静，做到"四轻"，检查床护栏 | 走路轻、说话轻、关门轻、操作轻 |
| | 夜间 | 入睡情况 | 查看患者是否入睡 | |
| | | 1～2小时巡视病房 | 1. 查看患者大小便，更换尿布、尿垫。<br>2. 查看患者补液情况，关心患者是否发热、是否要喝水。<br>3. 为患者翻身，盖好被子。<br>4. 尿袋内容量达1/2～2/3时倒掉 | 患者打铃第一时间到其身边询问需求 |
| 出院日 | | 接到出院通知，做好出院准备 | 1. 按患者要求整理出院物品，提醒其不要忘东西。<br>2. 与患者家属交接患者物品。<br>3. 搀扶或运送患者至科室门口。<br>4. 向患者道别，嘱其保重。<br>5. 护工/护理员费结账，到护工/护理员办开发票。<br>6. 请患者或患者家属对护工/护理员服务进行评价 | |

备注：1. 护工/护理员负责患者生活护理工作，不参与医疗护理技术性工作。

2. 护工/护理员一对多服务，不时刻守在患者身边。护工/护理员离开时嘱患者有事打铃，护工/护理员及时询问并解决问题。

3. 护工/护理员不向患方收取任何费用，如有，及时向护工/护理员办反映。

4. 发生意外事件及时向护士汇报，不自行处理，同时向管理老师汇报。

# 第四章

# 安全预防管理

## 第一节　护工/护理员陪护安全管理制度

### 一、护工/护理员陪护安全管理制度

1. 严格执行护理操作规范,树立安全防范意识,经常提醒患者注意安全。

2. 注意观察,发现患者出现异常情况须及时报告护士、医生,不擅自处理。

3. 给患者喂药、喂饭时,应摇高床头,将患者头偏向一侧,动作轻柔,食物、药品温度适宜,速度宜慢,防烫伤、防误吸、防呛咳。

4. 给患者洗漱、泡脚时,应先调好水温,防烫伤、滑倒、摔伤,不随意使用热水袋,防烫伤。

5. 给患者穿脱衣裤、擦浴、翻身时,动作轻柔,防拖、拉、推等动作。

6. 对于神志不清、生活不能自理、需要坐轮椅的患者,必须系好安全保护带。

7. 有事离开患者(病房)时,要报告主管护士或护工/护理员管理员,将所负责的患者安置好并托付给其他护工/护理员或患者家属照顾。

8. 对于坠床高危患者,以及患者睡觉时,须及时拉起双侧护床栏,防跌落摔伤。

9. 要按时巡视病房,发现异常及时报告。

10. 正确使用保护带、便器,防止患者皮肤擦伤和损伤。

11. 注意天气变化,对患者做到随时增减衣服,预防感冒。

12. 对护工/护理员进行消防安全教育和培训,了解病区消防设备位置,消防通道不堆放物品。护工/护理员禁用电炉、酒精炉等易燃小家电。

13. 患者的贵重物品如金银饰品、现金交其家属保管,若无家属,交护士长保管,若有活动假牙,妥善保管。

### 二、安全隐患来源与种类

#### (一) 安全隐患的来源

1. 护工/护理员工作责任心不强,缺乏对患者的爱心、耐心、细心、热心,不急患者所

急,从而造成纠纷。

2. 岗位制度、岗位职责未落实到位。

3. 不认真执行技术操作规程。

4. 陪护技术不过关。

5. 服务态度不到位和工作方法欠缺。

6. 与患者沟通不到位。

**(二) 常见陪护隐患**

1. 坠床或摔跤

2. 窒息或呛咳

3. 管道滑脱

4. 压疮

5. 烫伤

6. 自杀

# 第二节　不良事件预防措施和上报处理流程

## 一、不良事件定义

不良事件是指在患者护理工作中未预计到的对患者、医院、护理第三方产生负面影响的事件,或通常不希望发生的事件,也称为意外事件。

## 二、不良事件的预防措施

1. 消除患者不良情绪刺激,护工/护理员应注意自己的语言、举止、态度,以免刺激患者。

2. 采取有效保护措施。预防各种原因所致的躯体损伤,如跌倒、坠床、烫伤等机械性伤害。适当使用约束带、床栏,行走适当搀扶等。

3. 不简化护理流程或草率行事。

4. 注意隐私保护:严禁录制视频、音频,不拍照片,不传播患者的任何信息,不对医生、护士工作做任何评价。

4. 管理老师必须定期进行安全培训。

5. 管理老师在巡视病房过程中必须要有敏锐的观察力,及时发现安全隐患,增强安全服务意识。

6. 不定期检查护工/护理员安全措施落实情况，一旦发现不当之处及时指出并积极采取有效措施，杜绝意外发生。

### 三、不良事件应急上报处理流程

1. 对发生的危险、意外和突发性事件立即逐级报告，并及时采取措施将损害减至最低，避免或减轻对患者身体健康的损害。

2. 患者发生不良事件（突发事件），护工/护理员不私自搬运患者或进行其他处置。

3. 一旦患者发生突发性事件，立即告知当班护士、管理老师，由当班护士负责告知护士长并通知医生检查身体，管理老师应立即赶到现场了解事由。同时应在巡视记录本及不良事件登记本上做好登记。

4. 管理人员要教育护工/护理员守在患者身旁，避免二次伤害，做好安抚工作，待医生检查评估伤情后，听从医务人员指示处置，如协助搬运、陪同检查等，确保患者得到正确处置。

5. 2小时内由管理老师负责口头上报区域经理，24小时内上报至运营部。必要时区域经理全面了解并参与不良事件的处理，并与患者家属或院方沟通协调，积极处理不良事件直至事件完结。

6. 两周内管理老师负责填写不良事件登记表，将初步处理结果及整改措施交至公司。

7. 处理途径：

（1）与家属沟通协商，赔礼道歉，争取谅解；

（2）通过科室主任及护士长、医院纠纷办共同协调解决，将损失降到最低；

（3）通过区医调会调解；

（4）伤情鉴定走司法途径。

8. 处理结果：

（1）谅解，无赔偿；

（2）有赔偿。

➢ 免护工/护理员费：工作组督导提出书面费用申请单，区域经理签字经运营部督导审核后，由财务部审批通过。

➢ 有赔偿金额的：工作组督导提出书面费用申请单，区域经理签字经运营部督导审核后，总经理签字同意后，财务部方可取出钱款，由区域经理交患者家属。

➢ 事件协商结束支付赔偿时，患方与公司双方签订事件处理协议，写明为该事件最终处理结果，一式三份：一份交家属，一份交医院，一份交公司。

➤公司班子组织专题会议,分析讨论不良事件责任,工作组及责任人应承担相应赔偿金。

9. 1个月内管理老师负责组织医院护工/护理员安全培训,并记录(发生事由和过程,分析原因,吸取教训,提出整改措施等)在业务培训记录单上。

不良事件处理流程如图4-1所示。

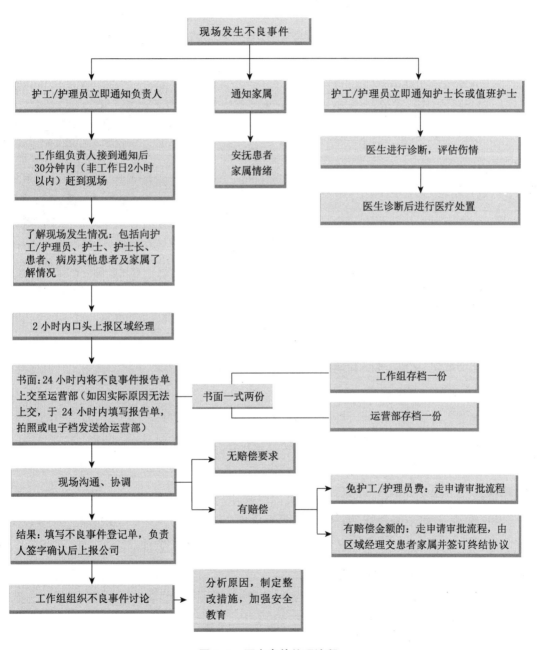

**图4-1　不良事件处理流程**

## 第三节　不良事件防范预案

### 一、患者跌倒、坠床防范预案

1. 对于神志不清、躁动不安、意识模糊、癫痫发作、患阿尔茨海默病、精神异常及服用特殊药物等的患者,护工/护理员应加强巡视。

2. 对于需要用约束带、床护栏的患者,要告知其家属,取得配合。

3. 给婴儿称体重、做治疗时,操作者绝对不离开婴儿。

4. 向坠床与跌倒高危人群的监护(陪伴)人告知注意事项,尽最大可能减少高危因素。

5. 锁好病床床轮,固定病床,使用床护栏时注意检查床护栏是否固定,给患者翻身时注意保护好患者,避免其翻越、坠床。

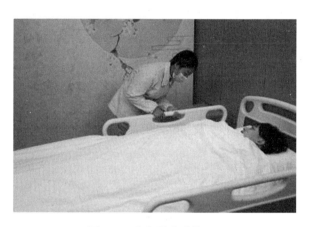

图 4-2　患者坠床防范

6. 保持病房、走廊、厕所等地面清洁、干燥,入院后告知患者穿防滑拖鞋,护工/护理员在陪护患者的过程中不穿拖鞋(无跟鞋)。

7. 康复训练应循序渐进,贯彻量力而行的原则。

8. 注意输液速度,观察血压的变化,防止体位性低血压导致患者跌倒。

9. 长期卧床、体质虚弱的患者,平时起床活动或坐在椅子上时应有人陪伴,并采取安全措施。

10. 患者发生跌倒/坠床后,护工/护理员立即告知当班护士,守在患者身边,做好安慰工作,不轻易搬动患者,等医务人员评估伤情后,再做处理。管理老师第一时间到现场,按意外(不良)事件应急上报流程处理。

11. 管理老师要保持沉着冷静,指导护工/护理员时刻注意各自的语言、举止、态度,消除对患者的不良情绪刺激,安抚好患者及其家属,避免矛盾激化和冲突发生。

12. 管理老师对所发生的事件积极妥善处置,处置情况随时向区域经理汇报。事件处理结束应做好相关登记并向人事部门报告结果,按需提供相关资料。

## 二、患者走失防范预案

1. 患有阿尔茨海默病、精神异常的患者住院时必须留家属的详细地址、联系方式、家庭电话号码,以便及时与其家人取得联系。

2. 对于易走失的患者,护工/护理员应及时告知管理老师,并及时与护士长联系,保持关注。如发现患者一个人在走廊内走动,表现出精神异常,护工/护理员应格外注意其动向,并及时向护士报备。

3. 患者一旦走失,立即告知当班护士、管理老师,并由其通知科主任、护士长、保安等,共同协助查找。

4. 若查找 15 分钟无结果,通知患者家属,调看监控,进一步协助查找。

5. 管理老师严格执行不良(意外)事件应急上报流程,必要时区域经理参与此项工作。

## 三、患者烫伤防范预案

1. 护工/护理员护理患者时应做好安全管理工作,加强护工/护理员防止烫伤的安全意识。

2. 护工/护理员应关注患者周边环境,将有可能引发烫伤的热源远离患者,或对热源做好安全防护。

3. 原则上不使用热水袋。特殊情况下若一定要使用热水袋,必须做到:

(1)装入套(袋)内使用。

(2)用水温计测温,危重、小儿、老年患者水温不超过 50 ℃,一般患者水温不超过 70 ℃。

(3)使用前应仔细检查有无漏水现象。

(4)使用热水袋后,每半小时巡视一次。

4. 护工/护理员应掌握试温方法。凡给患者饮食、洗漱或其他使用固体、液体接触患者身体的情况,注意试温。

5. 婴儿洗澡时,水温应保持在 39～42 ℃,洗澡盆(池)应垫海绵垫。

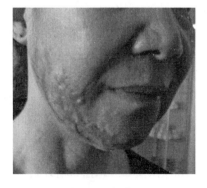

图 4-3 烫伤

6. 给老年患者、小儿、危重患者、昏迷患者擦浴时,水温应保持在 42～45 ℃。

7. 擦浴、洗脸、洗脚等操作需使用温水时,必须先倒冷水再倒热水,在操作前用手腕内侧试温(以不烫手为宜)。

8. 给老年患者、小儿、危重患者喂食或喂水时,水温要适中,应保持在 39～42 ℃;热水瓶应放置于安全处。

9. 发现患者意外烫伤后应立即去除热源,告知当班护士,通知医生及时评估烫伤部位面积与深度。

10. 可行走的患者,护工/护理员应协助将其带到水池边,用流动冷水冲洗烫伤部位30分钟,无法冲洗者可局部冰敷(按医护人员指示)。

11. 管理老师得到信息后应第一时间赶到现场,并向患者的家属做好安抚及解释工作,尽量减少患者痛苦,避免冲突。

12. 严格执行不良事件应急上报处理流程。

### 四、患者导管滑脱防范预案

1. 护工/护理员加强对各种导管安全固定及引流通畅的观察,若有异常及时汇报护士。

2. 对易躁动的患者、失智老人等要妥善用保护带固定,以免患者自行拔出导管。

3. 做好患者及其家属的管道护理健康宣教工作。

4. 需协助患者翻身时,先安置导管再协助其翻身,防止牵拉导管。

5. 输液过程中必须仔细观察皮肤是否肿胀,药液滴速是否正常。患者上厕所必须陪护,以免引起回血或输液外渗。

6. 发生任何导管滑出切忌惊慌,立即向当班护士汇报,及时由其通知医生,根据导管的种类及时采取相应的应急措施。

7. 及时告知管理老师,立即赶到现场了解导管滑脱的原因。严格执行不良事件应急上报处理流程。

### 五、患者压疮防范预案

1. 护工/护理员接收新患者时应认真检查其皮肤情况,如患者皮肤有破损或压疮,及时告知床位护士,并向管理老师报备。

2. 年老体弱、消瘦、瘫痪、大小便失禁、昏迷、长期卧床不起的患者,护工/护理员在护理时必须仔细观察其皮肤情况。

3. 对需要翻身的患者,一般每2小时翻身一次(特殊患者翻身时间由护士定),翻身时手法要准确,忌拖、拉、硬拽等动作,防止患者皮肤损伤。

4. 使用便器时执行正规操作规程,避免硬插引起患者皮肤损伤。

5. 对于使用夹板或石膏固定的患者,注意石膏边缘需衬棉垫,经常检查边缘处皮肤,防止压疮。

6. 皮肤意外损伤的预防:

(1) 及时修剪患者指甲,避免患者抓伤自己的皮肤。

（2）护工/护理员及时修剪指甲，避免护工/护理员操作时划伤患者皮肤。

（3）给患者翻身时动作轻柔，不可强行拉扯患者，避免患者皮肤拉伤。

（4）保持床单元平整、干燥、清洁，无皱褶及异物，避免患者皮肤感染及损伤。

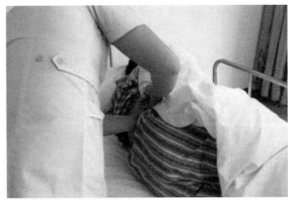

图 4-4 翻身

7. 约束带松紧适宜，密切观察约束部位皮肤颜色，必要时局部按摩以促进血液循环，避免局部皮肤坏死。

8. 给患者冰敷时严防冻伤。

9. 一旦发现皮肤有泛红、破损，应及时告知床位护士，及时给予处理。

10. 严格执行不良事件应急上报处理流程。

## 六、患者误吸/窒息防范预案

1. 加强对易误吸/窒息人群管理，如对年老体弱、脑卒中、颅脑损伤、术后麻醉阶段、气道阻塞、受压、昏迷、鼻饲、气管切开封管阶段患者和婴幼儿，应将其头侧向一边，保持其呼吸道通畅。

2. 危重、年老体弱患者进食体位，若病情许可，取坐位或半坐位。

3. 对不能自行进食者，应耐心喂食，速度适中、温度适宜，固态及液态食物交替喂食，喂液体时防呛咳。

4. 对进食流质者，可予吸管或水壶、奶瓶吸吮。

5. 不吃黏的、硬的等难以咽下的食物。

6. 对有吞咽困难的患者，不可强行喂食。

7. 大颗药粒可碾碎或溶入水中喂食。

8. 家属带来的饭菜能否食用，听取护士的意见。

9. 严密观察患者病情，发现异常及时通知医务人员。

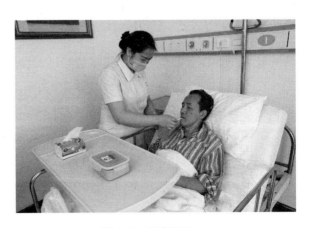

图 4-5 注意误吸

10. 一旦患者发生误吸/窒息,及时呼叫医护人员,清理口腔中食物,将其头侧向一边。

11. 严格执行不良事件应急上报处理流程。

### 七、患者自杀/自伤防范预案

1. 易发生自杀的人群包括严重抑郁、曾有自杀倾向、晚期肿瘤疼痛难受经久不愈、承受巨大经济压力的患者等。

2. 了解患者的思想及情绪变化,对有精神症状和自伤念头的患者,及时汇报护士,告知家属,加强陪护,并向管理老师报备。

3. 不让患者接触利器及有毒物品,加强安全防范,避免意外发生。

4. 一旦发生患者自杀/自伤,及时阻止,保留现场,汇报医务人员。

5. 严格执行不良事件应急上报处理流程。

# 第四节　投诉与纠纷处理流程

## 一、投诉与纠纷处理流程

1. 实行首问或首接负责制。

2. 投诉渠道:患者及其家属—院方—上级部门。

3. 工作组任何人接到投诉,须认真听取投诉者对事件的陈述,必要时做记录。

4. 告知投诉者其反映的情况已知晓,会尽快了解核实,后给予回复并留下投诉者的电话号码。

5. 到病房现场向患者、护工/护理员、护士、护士长、旁边的患者或患者家属了解情况。

6. 及时向工作组负责人汇报事情经过、投诉者要求。

7. 处理过程中把患者利益放在首位,做到语言文明,态度诚恳,从工作组及护工/护理员自身寻找原因,不推诿,千万不能置之不理,恶语伤人,扩大事态。

8. 在核实了解事件的基础上本着实事求是的原则,用沟通、解释、道歉、退款等方法解决问题,向投诉者反馈处理意见,并向区域经理汇报处理结果,必要时汇报院方。

9. 如投诉者对处理不满意,工作组不能解决,应及时向区域经理汇报,区域经理到现场处理。

10. 如投诉者一定要找公司,可以提供投诉电话。

11. 若投诉的问题确实存在,如为护工/护理员问题,及时召开护工/护理员大会;如为管理人员问题,工作组负责人组织管理员会议。必要时区域经理参加,制订整改措施并跟踪实施。

12. 对于损害患者利益、影响医院及公司形象、给公司带来损失的事件,委员会召开专题会议,分析讨论并定责,提出整改意见,工作组及当事人按公司绩效管理制度承担相应责任。

## 二、工作组投诉与纠纷处理流程

表 4-1 工作组投诉与纠纷处理流程

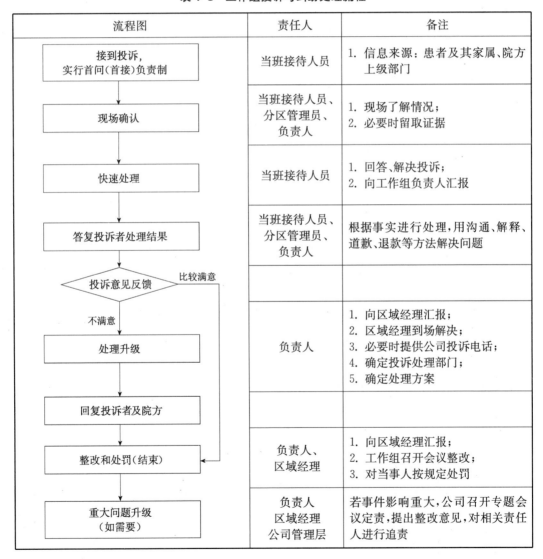

| 流程图 | 责任人 | 备注 |
|---|---|---|
| 接到投诉,实行首问(首接)负责制 | 当班接待人员 | 1. 信息来源:患者及其家属、院方上级部门 |
| 现场确认 | 当班接待人员、分区管理员、负责人 | 1. 现场了解情况;<br>2. 必要时留取证据 |
| 快速处理 | 当班接待人员 | 1. 回答、解决投诉;<br>2. 向工作组负责人汇报 |
| 答复投诉者处理结果 | 当班接待人员、分区管理员、负责人 | 根据事实进行处理,用沟通、解释、道歉、退款等方法解决问题 |
| 投诉意见反馈 比较满意 | | |
| 不满意 处理升级 | 负责人 | 1. 向区域经理汇报;<br>2. 区域经理到场解决;<br>3. 必要时提供公司投诉电话;<br>4. 确定投诉处理部门;<br>5. 确定处理方案 |
| 回复投诉者及院方 | | |
| 整改和处罚(结束) | 负责人、区域经理 | 1. 向区域经理汇报;<br>2. 工作组召开会议整改;<br>3. 对当事人按规定处罚 |
| 重大问题升级(如需要) | 负责人 区域经理 公司管理层 | 若事件影响重大,公司召开专题会议定责,提出整改意见,对相关责任人进行追责 |

# 附录：常用表格、相关制度及工作流程

## 一、护工/护理员报名表

附表1 护工/护理员报名表

编号：　　　　工号：　　　　填表日期：

| 基本资料（请如实填写，否则后果自负） | | | | | | |
|---|---|---|---|---|---|---|
| 姓名 | | 性别 | | 籍贯 | | 照片 |
| 出生年月 | | 文化程度 | | | | |
| 家庭地址 | | 联系方式 | | | | |
| 暂住地址 | | | | | | |
| 证件名称 | 身份证 | 证件号码 | | | | |
| 技能掌握（护理患者——生活护理的技能）：□熟练　　　□较熟练　　　□一般　　　□不熟练 | | | | | | |
| 健康状况：　　　□良好　　　　　□一般　　　　　□差 | | | | | | |
| 是否接受无薪资培训学习期？　□接受　□不接受　　提供无犯罪记录证明：　□无　□有 | | | | | | |
| 工作经验：　从事陪护工/护理员工作　　　年 | | | | | | |
| 护工入职告知 | 1. 介绍医院、病区的环境 | | | | | □ |
| | 2. 介绍医院、公司的规章制度 | | | | | □ |
| | 3. 陪护工/护理员在岗行为准则 | | | | | □ |
| | 4. 参加公司组织的培训 | | | | | □ |
| 上述内容已知晓，愿意服从；若有违反，愿意服从公司规章制度处理 | | 护工/护理员签名： | | | 日期： | |
| 面试人 | | | | 面试日期 | | |
| 工作评估 | 项目 | 好 | 中 | 差 | 录用 | 不录用 |
| | 1. 遵守医院相关规章制度 | | | | 评估结果 | |
| | 2. 遵守公司相关规章制度 | | | | | |
| | 3. 操作技能 | | | | 评估人 | |
| | 4. 工作主动性 | | | | 评估时间 | |

填表要求：1. 报名表内容，护工/护理员应按第二代身份证信息正确填写，注意身份证的有效期限。

　　　　　2. 岗前培训，须由招聘管理人员做岗前培训内容宣教，宣教后新进护工/护理员签字确认。

　　　　　3. 两周内完成工作评估，"护工/护理员报名表"编号与"护工/护理员花名册"编号一致，注意身份证的有效期限。

# 二、护工/护理员花名册

附表 2　护工/护理员花名册

| 序号 | 工号 | 姓名 | 性别 | 身份证号 | 学历 | 上岗时间（年、月、日） | 协议开始时间 | 协议结束时间 | 地址 | 医疗护理员证书编号 | 上岗证编号 | 健康证 | 紧急联系人 | 联系电话 | 离开时间（年、月、日） | 服装 | 离开原因 |
|---|---|---|---|---|---|---|---|---|---|---|---|---|---|---|---|---|---|
|  |  |  |  |  |  |  |  |  |  |  |  |  |  |  |  |  |  |
|  |  |  |  |  |  |  |  |  |  |  |  |  |  |  |  |  |  |
|  |  |  |  |  |  |  |  |  |  |  |  |  |  |  |  |  |  |
|  |  |  |  |  |  |  |  |  |  |  |  |  |  |  |  |  |  |
|  |  |  |  |  |  |  |  |  |  |  |  |  |  |  |  |  |  |
|  |  |  |  |  |  |  |  |  |  |  |  |  |  |  |  |  |  |
|  |  |  |  |  |  |  |  |  |  |  |  |  |  |  |  |  |  |
|  |  |  |  |  |  |  |  |  |  |  |  |  |  |  |  |  |  |

### 三、新进护工/护理员岗前培训表

附表3 新进护工/护理员岗前培训表

医院： 工号：

| 姓名 | | 性别 | | 出生年月 | | |
|---|---|---|---|---|---|---|
| 带教科室 | | | 带教时间 | | | |
| 理论考试成绩： | | 操作考试项目： | | | 成绩： | |
| 培训内容 | | | | | 完成情况 | 时间 |
| 了解、熟悉 | 1. 介绍医院环境及工作制度与要求（请假制度、培训与考核制度、工作要求奖惩制度） | | | | | |
| | 2. 护工/护理员岗位职责 | | | | | |
| | 3. 护工/护理员行为准则 | | | | | |
| | 4. 护工/护理员日常工作内容 | | | | | |
| | 5. 病区设施配置及使用 | | | | | |
| | 6. 用电安全注意事项 | | | | | |
| 掌握 | 7. 晨、晚间护理要求 | | | | | |
| | 8. 患者安全事项（"七防"知识） | | | | | |
| | 9. 手卫生操作规范及垃圾分类细则 | | | | | |
| | 10. 病室环境保持"四轻"，床头柜、床底下、窗台整洁要求 | | | | | |
| | 11. 翻身拍背操作 | | | | | |
| | 12. 轮椅操作 | | | | | |
| | 13. 协助进食操作 | | | | | |
| | 14. 约束带使用注意事项 | | | | | |
| | 15. 便盆使用清洁注意事项 | | | | | |
| | 16. 床上擦浴注意事项 | | | | | |
| | 17. 医院感染（医疗废物分类目录、消毒隔离） | | | | | |
| | 18. 新冠感染防控（基本防控知识、个人防护） | | | | | |
| | 19. 意外事件预防"七防"（防坠床、防拔管、防走失、防烫伤、防压疮、防误吸、防感染） | | | | | |
| | 20. 护理员沟通方法与技巧 | | | | | |
| 该护工/护理员已完成岗前培训和带教，理论和操作考核合格，准予上岗。<br><br>项目负责人： | | | | | | |
| 本人对岗前培训内容已知晓，已基本掌握相关安全防范措施，愿意遵守公司和医院的规章制度，自觉服从管理老师的工作安排。<br><br>护工/护理员签字： | | | | | | |

## 四、新进护工/护理员岗前培训登记表

### 附表4　新进护工/护理员岗前培训登记表

医院：　　　　　　　　工号：

| 姓名 | | 性别 | | 出生年月 | | 文化程度 | |
|---|---|---|---|---|---|---|---|
| 入职考试 | 理论成绩 | | | 操作成绩 | | | |

初次做护工/护理员日期：　　　　　　于何处：

护工/护理员上岗证培训日期：

| 新进护工/护理员岗前培训内容(培训依据护工/护理员培训手册) | | 完成情况 | 时间 |
|---|---|---|---|
| 岗位基本须知 | 1. 介绍医院环境及医院各项规章制度 | | |
| | 2. 介绍公司主要相关制度(护工/护理员请假制度、护工/护理员奖惩条例) | | |
| | 3. 介绍工作地点、时间及各位老师的信息 | | |
| | 4. 护工/护理员的岗位职责、行为规范、禁忌行为 | | |
| | 5. 护工/护理员在岗仪容仪表、文明礼貌、服务规范 | | |
| | 6. 护工/护理员的福利、保险、个税 | | |
| | 7. 医院用电安全、防火知识 | | |
| 陪护基础知识 | 8. 晨、晚间护理要求 | | |
| | 9. 患者安全防范措施 | | |
| | 10. 医院感染(七步洗手法、医疗废弃物管理)、垃圾分类 | | |
| | 11. 病室环境保持"四轻"，床头柜、床底下、窗台整洁要求 | | |
| 陪护基础技能 | 12. 翻身、侧卧位注意事项 | | |
| | 13. 轮椅使用注意事项 | | |
| | 14. 协助进食注意事项 | | |
| | 15. 约束带使用注意事项 | | |
| | 16. 便盆使用清洁注意事项 | | |
| | 17. 床上擦浴注意事项 | | |

新进护工/护理员岗前培训评价：

请在下列方框内打钩：

　　　　　　　　　　□好　　　　　　□较好

　　　　　　　　　　　　　　　　　　管理老师确认签名：

　　本人对岗前培训内容已知晓，已基本掌握相关安全防范措施，愿意遵守公司和医院的规章制度，自觉服从管理老师的工作安排。

　　　　　　　　　　　　　　　　新进护工/护理员签字或手印：

备注：要求新进护工/护理员岗位基本须知及陪护基础知识培训在上岗前完成，陪护基础技能在1个月内完成。

## 五、护工/护理员培训/会议记录表

附表 5   护工/护理员培训/会议记录表

年    月    日

| 培训及会议主持人： | 培训老师： |
|---|---|

| 培训时间： | 培训地点： | 培训方式： |
|---|---|---|

参会培训签到人数(详见签到单)：_____

（一）培训内容：

（二）会议内容：

## 六、护工/护理员培训/会议签到表

附表6　护工/护理员培训/会议签到表

年　　月　　日

| 护工/护理员培训/会议内容： | 培训时间： |
| --- | --- |
| 参会签到： | |

## 七、区域管理员每日检查记录表

附表7 区域管理员每日检查记录表

日期：　　　　检查者：　　　　楼栋：

| 病区 | 员工总人数 | 当日值班人数 | 是否在岗 | 仪容仪表：头发、胸牌、着装等 | 行为规范：语言不当、玩手机、看朋友圈、视频聊天等 | 病区环境：床单位、床头柜、被服等 | 工作纪律：脱岗、离岗、索要红包等 | 主动巡视病区，询问科室护士长/护工/护理员，在岗服务质量、状态等 | 患者有无投诉（姓名、ID） | 问题及反馈 | 员工签字 |
|---|---|---|---|---|---|---|---|---|---|---|---|
|  |  |  |  |  |  |  |  |  |  |  |  |
|  |  |  |  |  |  |  |  |  |  |  |  |
|  |  |  |  |  |  |  |  |  |  |  |  |
|  |  |  |  |  |  |  |  |  |  |  |  |
|  |  |  |  |  |  |  |  |  |  |  |  |
|  |  |  |  |  |  |  |  |  |  |  |  |
|  |  |  |  |  |  |  |  |  |  |  |  |
|  |  |  |  |  |  |  |  |  |  |  |  |
|  |  |  |  |  |  |  |  |  |  |  |  |

## 八、区域管理员月度交叉检查记录表

附表 8　区域管理员＿＿＿＿月交叉检查记录表

日期：　　　　　　　　　检查者：　　　　　　　　　楼栋：　　　　　　　　　区域管理员＿＿＿＿

| 病区 | 员工总人数 | 当日值班人数 | 是否在岗 | 仪容仪表：胸牌、头发、着装等 | 安全管理：使用大功率电器等 | 不良行为：售卖物品、索取小费等 | 素质要求：泄露患者隐私、言论患者病情等 | 患者有无投诉（姓名、ID) | 问题及反馈 | 员工签字 |
|---|---|---|---|---|---|---|---|---|---|---|
|  |  |  |  |  |  |  |  |  |  |  |
|  |  |  |  |  |  |  |  |  |  |  |
|  |  |  |  |  |  |  |  |  |  |  |
|  |  |  |  |  |  |  |  |  |  |  |
|  |  |  |  |  |  |  |  |  |  |  |
|  |  |  |  |  |  |  |  |  |  |  |
|  |  |  |  |  |  |  |  |  |  |  |
|  |  |  |  |  |  |  |  |  |  |  |
|  |  |  |  |  |  |  |  |  |  |  |

## 九、区域管理员节前检查记录表

检查者：

日期：

附表9 区域管理员____节前检查记录表

楼栋：　　　　　区域管理员____

检查者：

| 病区 | 员工总人数 | 当日值班人数 | 是否在岗 | 仪容仪表：胸牌、头发、着装等 | 患者安全：有无防坠床、意外拔管措施等 | 安全管理：有无使用大功率电器、抽烟等 | 问题及反馈 | 员工签字 |
|---|---|---|---|---|---|---|---|---|
| | | | | | | | | |
| | | | | | | | | |
| | | | | | | | | |
| | | | | | | | | |
| | | | | | | | | |
| | | | | | | | | |
| | | | | | | | | |
| | | | | | | | | |
| | | | | | | | | |
| | | | | | | | | |
| | | | | | | | | |
| | | | | | | | | |

# 十、区域管理员夜间查房记录表

附表 10　区域管理员夜间查房记录表

日期：　　　　　检查者：　　　　　楼栋：

| 病区 | 员工总人数 | 当日值班人数 | 是否在岗 | 仪容仪表：胸牌、头发、着装等 | 患者安全：有无防坠床、意外拔管措施等 | 安全管理：有无使用大功率电器、抽烟等 | 问题及反馈 | 员工签字 |
|---|---|---|---|---|---|---|---|---|
|  |  |  |  |  |  |  |  |  |
|  |  |  |  |  |  |  |  |  |
|  |  |  |  |  |  |  |  |  |
|  |  |  |  |  |  |  |  |  |
|  |  |  |  |  |  |  |  |  |
|  |  |  |  |  |  |  |  |  |
|  |  |  |  |  |  |  |  |  |
|  |  |  |  |  |  |  |  |  |
|  |  |  |  |  |  |  |  |  |
|  |  |  |  |  |  |  |  |  |
|  |  |  |  |  |  |  |  |  |

## 十一、项目组周质控检查记录表

附表 11　项目组周质控检查记录表

| 时间 | 周检查重点内容 | 检查结果 | 整改措施 |
|---|---|---|---|
| 第一周 | 1. 常态化：仪容仪表（头发、指甲、首饰、服装规范、劳动纪律、口罩、洗手）；<br>2. 病室环境、床单位清洁；<br>3. 自查管理老师仪容仪表、服装规范情况；<br>4. 检查护工/护理员工号牌，不符合规范的统一更换 | | |
| 第二周 | 1. 常态化：仪容仪表（工号牌、头发、指甲、首饰）、劳动纪律、服装规范、口罩、洗手；<br>2. 患者卫生情况（指甲、胡须、头发、皮肤）；<br>3. 检查有管道患者的护理情况，提问护理要点 | | |
| 第三周 | 1. 常态化：仪容仪表（工号牌、头发、指甲、首饰）、劳动纪律、服装规范、口罩、洗手；<br>2. 检查卧床患者的皮肤情况，抽查新护工/护理员翻身、体位摆放是否规范；<br>3. 检查安全措施落实情况 | | |
| 第四周 | 1. 常态化：仪容仪表（工号牌、头发、指甲、首饰）、劳动纪律、服装规范、口罩、洗手；<br>2. 完成本月夜查并做好记录，巡视本内用红笔写；<br>3. 医护人员对护工/护理员满意度及管理员满意度测评 | | |

## 十二、患者对护工/护理员满意度调查表

附表 12　患者对护工/护理员满意度调查表

病员同志及家属：

　　您好！为了进一步提高护工/护理员管理工作，更好地为患者服务，请您根据以下内容对护工/护理员工作给予客观的评价。谢谢您的合作！

| 项目 | 评价 | | | |
|---|---|---|---|---|
| 1. 您对护工/护理员服务态度仪表、仪容 | □满意 | □较满意 | □较不满意 | □不满意 |
| 2. 您对护工/护理员遵守劳动纪律情况 | □满意 | □较满意 | □较不满意 | □不满意 |
| 3. 您对护工/护理员每天为患者洗脸、擦身完成情况 | □满意 | □较满意 | □较不满意 | □不满意 |
| 4. 您对护工/护理员协助患者进食的方法 | □满意 | □较满意 | □较不满意 | □不满意 |
| 5. 您对护工/护理员保护患者隐私情况 | □满意 | □较满意 | □较不满意 | □不满意 |
| 6. 您对护工/护理员的操作动作轻柔、规范情况 | □满意 | □较满意 | □较不满意 | □不满意 |
| 7. 您对护工/护理员为患者采取的安全防范措施 | □满意 | □较满意 | □较不满意 | □不满意 |
| 8. 您对管理人员对护工/护理员的管理工作及指导 | □满意 | □较满意 | □较不满意 | □不满意 |

（续表）

| 项目 | 评价 | | | |
|---|---|---|---|---|
| 9. 您对护工/护理员保持病室安静、整洁情况 | □满意 | □较满意 | □较不满意 | □不满意 |
| 10. 您的护工/护理员有索要小费/食物行为吗? | □有 | | □无 | |
| 您对我们的工作还有什么建议?<br><br><br><br>表扬护工/护理员:<br><br>　　　　　　　　　　签名:＿＿＿＿＿＿＿　联系方式:＿＿＿＿＿＿＿ | | | | |
| 患者姓名:＿＿＿＿＿　病区:＿＿＿＿＿　床号:＿＿＿＿　护工/护理员姓名:＿＿＿＿＿<br>填表日期:＿＿＿＿＿＿＿ | | | | |

注:较满意 －2.5,较不满意 －5,不满意 －10。　　　　　　　　签名:＿＿＿＿＿＿

## 十三、医护人员对护工/护理员满意度调查表

### 附表 13　医护人员对护工/护理员满意度调查表

尊敬的医护人员:

　　您好! 为了进一步提高护工/护理员管理工作,更好地为患者服务,请您根据以下内容对护工/护理员工作给予客观的评价。谢谢您的合作!

| 项目 | 评价 | | | |
|---|---|---|---|---|
| 1. 您对护工/护理员服务态度仪表、仪容 | □满意 | □较满意 | □较不满意 | □不满意 |
| 2. 您对护工/护理员遵守劳动纪律情况 | □满意 | □较满意 | □较不满意 | □不满意 |
| 3. 您对护工/护理员保护病人隐私情况 | □满意 | □较满意 | □较不满意 | □不满意 |
| 4. 您对护工/护理员的操作动作轻柔、规范情况 | □满意 | □较满意 | □较不满意 | □不满意 |
| 5. 您对护工/护理员为病人采取的安全防范措施 | □满意 | □较满意 | □较不满意 | □不满意 |
| 6. 护理员是否发表过不当言论? | □是 | | □否 | |
| 7. 护理员是否配合科室工作,服从科室管理,虚心学习,接受科室意见? | □是 | | □否 | |
| 您对我们的工作还有什么建议?<br><br><br><br><br>表扬护工/护理员: | | | | |
| 科室:＿＿＿＿＿　护工/护理员姓名:＿＿＿＿＿　日期:＿＿＿＿＿＿＿ | | | | |

注:较满意 －2.5,较不满意 －5,不满意 －10。　　　　　　　　签名:＿＿＿＿＿＿

## 十四、星级护工/护理员评定表

### 附表14 星级护工/护理员评定表

| 姓名 | | 性别 | | 籍贯 | |
|---|---|---|---|---|---|
| 出生年月 | 年　　月 | | 文化程度 | | |
| 证件名称 | | | 证件号码 | | |
| 健康情况 | | □良好 | | □一般 | |
| 工作经历 | 从事陪护工作时间 | | 年 | 本单位工作时间 | 年 |
| 评估内容 | 评定成绩 | | | | |
| | 评定日期/ | | 评定日期/ | | 评定时期 |
| 爱岗敬业,遵纪守法 | | | | | |
| 上岗证 | | | | | |
| 操作技能 | | | | | |
| 陪护基础知识 | | | | | |
| 服务态度 | | | | | |
| 沟通交流 | | | | | |
| 手卫生执行情况 | | | | | |
| 患者隐私保护情况 | | | | | |
| 患者评价 | | | | | |
| 护士长评价 | | | | | |
| 医务人员评价 | | | | | |
| 文明用语 | | | | | |
| 主动服务 | | | | | |
| 不良事件 | | | | | |
| 投诉纠纷 | | | | | |
| 表扬信、锦旗 | | | | | |
| 服从安排 | | | | | |
| 智慧陪护系统操作 | | | | | |
| 带教新护工/护理员 | | | | | |
| 评定级别 | | | | | |
| 评估人签名 | | | | | |
| 督导签名 | | | | | |
| 区域经理签名 | | | | | |

备注: 1. 评定成绩栏写"好""中""差"。

2. 可以量化的填写"有(具体数字)"或"无"。

3. "评定级别"填写"见习护工/护理员""护工/护理员""一星护工/护理员""二星护工/护理员""三星护工/护理员",二星及上护工/护理员需区域经理签名。

## 十五、护工/护理员奖惩记录单

附表 15　护工/护理员奖惩记录单

医院：

| 日期<br>年 月 日 | 护工/<br>护理员姓名 | 奖励事由 | 奖励<br>金额 | 表扬 | 惩罚事由 | 罚款<br>金额 | 护工/<br>护理员签名 | 管理员<br>签名 |
|---|---|---|---|---|---|---|---|---|
| | | | | | | | | |
| | | | | | | | | |
| | | | | | | | | |
| | | | | | | | | |
| | | | | | | | | |
| | | | | | | | | |
| | | | | | | | | |
| | | | | | | | | |
| | | | | | | | | |
| | | | | | | | | |
| | | | | | | | | |

备注："表扬"栏内请填写代号，公司填"①"，院方填"②"。

## 十六、护工/护理员奖惩通知单

附表 16　护工/护理员(奖□惩□)通知单

日期：　　年　　月　　日　　　　　　　　　　　　　　　编号：

| 员工姓名 | | 所在科室 | | |
|---|---|---|---|---|
| 奖惩事由 | | | | |
| 奖惩决定 | | | | |
| 奖惩依据 | □奖励 《×××项目奖惩条例》第＿＿＿条；其他：＿＿＿＿＿＿＿<br>□惩罚 □仪容仪表 □行为规范 □工作纪律 《×××项目奖惩条例》第＿＿＿条；<br>其他：＿＿＿＿＿＿＿ | | | |
| 被奖惩人 | 签名： | | | 年　　月　　日 |
| 管理员<br>意见 | 签名：　　　　年　　月　　日 | | 行政人事<br>意见 | 签名：　　　　年　　月　　日 |
| 项目经理<br>意见 | 签名： | | | 年　　月　　日 |
| 备注 | | | | |

## 十七、护工/护理员管理记录规范标准册

### (一) 护工/护理员档案

1. 护工/护理员花名册

要求:

(1) 序号和工号统一(电子开单医院可不统一)。

(2) 姓名与身份证名字相同。

(3) 地址填写完整(县、乡、村、队、号等)。

(4) 需注明离开原因(辞职、辞退、病退等)。

**附表17 护工/护理员花名册示例**

| 序号 | 工号 | 姓名 | 性别 | 身份证号 | 学历 | 上岗时间(年、月、日) | 地址 | 上岗证编号 | 健康证 | 离开时间(年、月、日) | 离开原因 |
|---|---|---|---|---|---|---|---|---|---|---|---|
| 1 | 01 | 李×× | 女 | 360×××××××××××××× | 小学 | 2017-07-01 | 江西省南昌市××××× | ×× | 2019-05-14 | | |
| 2 | 02 | 王×× | 男 | 340×××××××××××××× | 初中 | 2018-01-03 | 安徽省巢湖市××××× | ×× | 2019-05-14 | 2019-10-12 | 辞职 |
| 3 | | | | | | | | | | | |
| 4 | | | | | | | | | | | |
| 5 | | | | | | | | | | | |
| 6 | | | | | | | | | | | |
| 7 | | | | | | | | | | | |
| 8 | | | | | | | | | | | |
| 9 | | | | | | | | | | | |

2. 护工/护理员个人资料活页内放入以下材料:

(1) 护工/护理员报名表。

(2) 新护工/护理员岗前培训表。

(3) 生活护理居间协议及灵活就业协议等。

(4) 星级护工/护理员评定表。

(5) 身份证复印件。

(6) 上岗证复印件。

(7) 健康证。

### 3. 护工/护理员报名表

附表 18　护工/护理员报名表示例

编号：　　　　　工号：　　　　　填表日期：　　月　　日

| 基本资料(请如实填写,否则后果自负) | | | | | | |
|---|---|---|---|---|---|---|
| 姓名 | 李×× | 性别 | 女 | 籍贯 | 江西 | 照片 |
| 出生年月 | 19××年××月××日 | 文化程度 | | 小学 | | |
| 家庭地址 | 江西省南××××××× | 联系方式 | 13×××××××× | | | |
| 暂住地址 | 上海××××××× | | | | | |
| 证件名称 | 身份证 | 证件号码 | 3601××××××××××××× | | | |
| 掌握技能(护理病人——生活护理的技能)：☑熟练　　□较熟练　　□一般　　□不熟练 | | | | | | |
| 健康状况：☑良好　　　　□一般　　　　　　□差 | | | | | | |
| 工作经验：从事陪护工/护理员工作__5__年 | | | | | | |
| 护工/护理员入职告知 | 1. 介绍医院、病区的环境 | | | | ☑ | |
| | 2. 介绍医院、公司的规章制度 | | | | ☑ | |
| | 3. 护工/护理员在岗行为准则 | | | | ☑ | |
| | 4. 参加公司组织的培训 | | | | ☑ | |
| 上述内容已知晓,愿意服从;若违反,愿意服从公司规章制度处理。 | | 签名：李×× | | | 日期：2017年7月1日 | |

| 面试人 | 李×× | | | | 面试日期 | 2017年7月1日 | |
|---|---|---|---|---|---|---|---|
| 工作评估 | 项目 | 好 | 中 | 差 | 评估结果 | 录用 | 不录用 |
| | 1. 遵守医院相关规章制度 | √ | | | | √ | |
| | 2. 遵守公司相关规章制度 | √ | | | | | |
| | 3. 操作技能 | √ | | | 评估人 | 王×× | |
| | 4. 工作主动性 | √ | | | 评估时间 | 2017年7月15日 | |

填表要求：1. 报名表内容,护工/护理员应按第二代身份证信息正确填写,注意身份证的有效期限。

　　　　　2. 岗前培训,须由招聘管理人员做岗前培训内容宣教,宣教后由新进护工/护理员签字确认。

　　　　　3. 两周内完成工作评估,"护工/护理员报名表"编号与"护工/护理员花名册"编号一致,注意身份证的有效期限。

### 4. 星级护理员评定

**附表19　星级护理员评定示例**

| 姓名 | ×× | 性别 | 女 | 籍贯 | 河南 |
|---|---|---|---|---|---|
| 出生年月 | 1971年××月××日 | 文化程度 | | 初中 | |
| 证件名程 | 身份证 | 证件号码 | | 41×××××××××××××××× | |
| 健康情况 | | ☑良好 | | □一般 | |
| 工作经历 | 从事陪护工作时间 | 10年 | 本单位工作时间 | | 4年 |

| 评估内容 | 评定成绩 | | |
|---|---|---|---|
| | 评定日期/2019-12-31 | 评定日期/ | 评定时期 |
| 爱岗敬业,遵纪守法 | 好 | | |
| 上岗证 | 有(编号：123456) | | |
| 操作技能 | 好 | | |
| 陪护基础知识 | 好 | | |
| 服务态度 | 好 | | |
| 沟通交流 | 好 | | |
| 手卫生执行情况 | 好 | | |
| 患者隐私保护情况 | 好 | | |
| 患者评价 | 好 | | |
| 护士长评价 | 好 | | |
| 医务人员评价 | 好 | | |
| 文明用语 | 好 | | |
| 主动服务 | 好 | | |
| 不良事件 | 无 | | |
| 投诉纠纷 | 无 | | |
| 表扬信、锦旗 | 2 | | |
| 服从安排 | 好 | | |
| 智慧陪护系统操作 | 好 | | |
| 带教新护工/护理员 | 好 | | |
| 评定级别 | 二星级护工/护理员 | | |
| 评估人签名 | 林×× | | |
| 督导签名 | 王×× | | |
| 区域经理签名 | 张×× | | |

备注：1. 评定成绩栏写"好""中""差"。
2. 可以量化的填写"有(具体数字)"或"无"。
3. "评定级别"填写"见习护工/护理员""护工/护理员""一星护工/护理员""二星护工/护理员""三星护工/护理员",二星及上护工/护理员需区域经理签名。

## 5. 新进护工/护理员岗前培训登记表

### 附表20 新进护工/护理员岗前培训登记表示例

医院：×××××　　　　　工号：01

| 姓名 | 李×× | 性别 | 女 | 出生年月 | 19××年××月 | 文化程度 | 小学 |
|---|---|---|---|---|---|---|---|
| 入职考试 | 理论成绩 | | 95分 | | 操作成绩 | | 85分 |

初次做护工/护理员日期：2010-06-10　　　　于何处：上海擎浩医院
护工/护理员上岗证培训日期：2010-04-18

| 新进护工/护理员岗前培训内容(培训依据陪技能指导手册) | 完成情况 | 时间 |
|---|---|---|
| 1. 介绍医院环境及主要相关制度 | √ | 7月1日 |
| 2. 介绍工作地点及各位老师的信息 | √ | 7月1日 |
| 3. 护工/护理员的岗位职责 | √ | 7月3日 |
| 4. 护工/护理员在岗服装、仪容、卫生 | √ | 7月3日 |
| 5. 护工/护理员的站姿、坐姿规范 | √ | 7月6日 |
| 6. 护工/护理员的禁忌行为 | √ | 7月6日 |
| 7. 护工/护理员自我介绍用语,迎、送简单用语 | √ | 7月6日 |
| 8. 病室环境保持"四轻" | √ | 7月9日 |
| 9. 床头柜、床底下、窗台整洁要求 | √ | 7月9日 |
| 10. 晨、晚间护理基本操作注意点 | √ | 7月15日 |
| 11. 翻身注意事项 | √ | 7月15日 |
| 12. 平卧位、半卧位、侧卧位注意事项 | √ | 7月16日 |
| 13. 轮椅使用注意事项 | √ | 7月18日 |
| 14. 协助进食注意事项 | √ | 7月20日 |
| 15. 约束带使用注意事项 | √ | 7月20日 |
| 16. 便盆使用清洁注意事项 | √ | 7月22日 |
| 17. 医院用电安全、防火知识 | √ | 7月24日 |

新进护工/护理员岗前培训评价：
请在下列方框内打钩：

　　　　　　　　☑好　　　　　　　　□较好

　　　　　　　　　　　　　　　管理老师确认签名：王××

　　本人对岗前培训内容已知晓,已基本掌握相关安全防范措施,愿意遵守公司和医院的规章制度,自觉服从管理老师的工作安排。

　　　　　　　　　　　　新进护工/护理员签字或手印：李××

备注：新进护工/护理员岗前培训在1个月内完成。

**（二）护工/护理员管理(资料册)**

1. 医院管理月度总结表(1-12月)

（1）要求

① 每月底要制订下个月的工作安排。可结合公司提出的任务及要求,按院方护理部要求完成相关工作,根据需要自行解决问题及对存在的问题采取整改措施等。

② 按照表格内容项目正确填写实际运营情况。

③ 每月完成此表格后于工作组会议当日上交至运营部,工作组存档一份。

④ 按各医院要求上交医院管理部门。

⑤ 内容(参考)：

a. 遇到国家法定节假日要安排上班人员,节前采取安全保障措施。

b. 完成每月培训工作及统计。

c. 完成每月满意度检查及评分。

d. 配合院方接受市或区的质量督查或精神文明检查工作。

e. 巡视病区：根据拟定日重点督查内容(自定)。

f. 完成院方给予的需解决的工作(根据实际内容)。

g. 加强劳动纪律(内容按手册要求)。

h. 解决发生的不良事件并落实处理结果。

（2）医院护工/护理员管理工作月度总结表

附表21　医院护工/护理员管理工作月度总结表示例

| | | | |
|---|---|---|---|
| 管理情况 | 完成派工单数 | ×××单 | |
| | 当月在岗护工/护理员人数 | ××人 | |
| | 新增护工/护理员人数 | ××人 | |
| | 收到表扬信件数 | ××封 | |
| | 收到锦旗件数 | ××件 | |
| | 满意度评分 | ××分 | |
| | 培训人员 | 公司培训部 | |
| | 培训时间 | ××××年××月××日 | |
| | 培训内容 | 危重患者的护理重点 | |
| | 参加培训护工/护理员人数 | ××人 | |
| 不良事件 | 件数：1 | / | |
| | 简单情况(发生时间、事件经过、解决情况等) | | |
| | 外科××床李××使用一对多护工/护理员,由陈××照顾,×月×日凌晨×时左右,患者要上厕所,当时护工/护理员睡在患者旁边,但患者未叫护工/护理员,自行上厕所,摔倒在地,经诊断右腿胯骨骨折。经过沟通,患者家属都认为在这种情况下不怪护工/护理员,自行承担后果 | | |

（续表）

| 投诉 | 件数：1 | / |
|---|---|---|
| | 简单说明（发生时间、事件经过、解决情况等） | |
| | 　　内科××床××患者家属向工作组投诉护工/护理员置患者于不顾,整天和其家人视频(至少10分钟),有一次一边护理一边还在刷抖音。依据公司护工/护理员奖惩条例罚款100元 | |

| 本月工作总结 | 1. 为了贯彻落实全国总工会"护工/护理员入会"方案的相关文件精神,在医院工会和公司的领导下,已积极做好了一切准备工作,随时接受挑战;<br>2. 双节将要来临,为了维稳平稳度过,我们进行了春节假期护工/护理员休假的合理安排,并提前做好沟通、协调、统计和解释工作;<br>3. 本月有3位护工/护理员先后生病住院,其中××位护工/护理员患癌症,我们现场管理员已及时给她们送去了公司的慰问,当事护工/护理员和她们的家人都要求我们传达他们对公司的感谢;<br>4. 临近节日,我们对病区护工/护理员安全防范的督查和教育不但没有丝毫放松,反而更加严格了;<br>5. 配合医院等级评审工作 |
|---|---|

| 下月工作重点 | 1. 做好元旦节前安全防范宣教工作,注意患者安全,防跌倒;<br>2. 督促护工/护理员对管辖的补液患者要做到多关心和守候,一旦发现异常及时联系医护人员,等待处理;<br>3. 加强护工/护理员技能培训,提高护工/护理员整体职业素养;<br>4. 一定要做好各方面的及时沟通及回访工作;<br>5. 要求护工/护理员做到文明礼貌、遵纪守法、规范用语;<br>6. 继续做好节日护工/护理员返乡的统计工作,积极争取病区护士长的大力配合,合理安排各病区护工/护理员的用工量 |
|---|---|

| 提交人：王×× | 职务：医院督导　　王×× |
|---|---|

## 2. 全年不良事件统计表

附表22　全年不良事件统计表示例

| 月份 | 不良事件数 | 备注 |
|---|---|---|
| 1月 | 0 | |
| 2月 | 1 | 噎食死亡,家属理解销案 |
| 3月 | 1 | 压疮已报,好转出院 |
| 4月 | 1 | 拔管,无后果销案 |
| 5月 | 0 | |
| 6月 | 1 | 跌倒、赔偿 |
| 7月 | 0 | |
| 8月 | 1 | 坠床骨折处理中,11月销案 |
| 9月 | 1 | 走失,已报案,找到销案 |
| 10月 | 1 | 烫伤,销案 |
| 11月 | 1 | 自杀,销案 |
| 12月 | 0 | |
| 总计 | 7 | |

### 3. 不良事件登记表

**附表 23  不良事件登记表示例**

医院：　×× 医院　　　　　　记录时间：　2019 年 3 月 15 日

| 发生日期 | 2019 年×月×日 | 发生时间 | ×× | 科室/床位 | 一病区××床 |
|---|---|---|---|---|---|
| 患者姓名 | 张×× | 性别 | 女 | 年龄 | 66 |
| 护工/护理员姓名 | 王×× | 性别 | 女 | 年龄 | 56 |

| 事件类别 | ☑跌倒　　□坠床　　□烫伤　　□管道滑脱<br>□噎食　　□走失　　□自杀　　□压疮　　□其他：＿＿ |
|---|---|

事件经过：
　　2019 年×月×日早上×：××，一病区××床患者张××坐在凳子上吃早饭，由于凳子靠墙边就没有给予固定，患者吃完饭后把碗放在地上，结果人和凳子一起翻倒在地，前额撞到床尾，汇报医生后拍片无异常

原因分析：
　　没有固定凳子，缺乏安全意识

整改措施（内容概要）：
　　1. 召开护工/护理员会议，加强安全意识教育。
　　2. 工作组加强患者安全保障措施（床栏、约束带等）检查，确保落实到位

处理结果：☑销案　　□赔偿　　□免费护理　　□医院承担　　□护工/护理员承担

处理具体情况：
　　找当事护工/护理员谈话，罚护工/护理员 200 元

管理组工作人员（签字）：王××

4. 护工/护理员奖惩记录单

附表 24　护工/护理员奖惩记录单示例

医院：××　　　　护工/护理员姓名：王××　　　　性别：女　　　　年龄：52

| 日期 | 奖励事由 | 奖励金额 | 表扬 | 惩罚事由 | 罚款金额 | 护工/护理员签名 | 管理员签名 |
|---|---|---|---|---|---|---|---|
| 2019 年12 月 15 日 | 支援本院外调配需求 | 100 | ① | | | ×× | 王×× |
| 2019 年12 月 20 日 | | | | 护工/护理员之间打架 | 200 | ×× | ×× |
| | | | | | | | |
| | | | | | | | |
| | | | | | | | |
| | | | | | | | |
| | | | | | | | |
| | | | | | | | |

备注：1. 表扬栏内请填写代号，公司填"①"，院方填"②"。
　　　2. 质控检查整改反馈表(按医院要求)；
　　　3. 其他有关护工/护理员管理的表单。

## (三) 护工/护理员工作质量考核

1. 要求

(1) 二、三级医院每 3 个月对每位护工/护理员督查一次。

(2) 一级、社区、专科医院每 2 个月对每位护工/护理员督查一次。

(3) 建立每位护工/护理员的工作质量考核评分表，一年一张。

(4) 查到的问题严格按照表单要求扣分。

(5) 在考核表的对应项目上填写扣分值，在表格背面填扣分详情，核查人统计分数后签名。

(6) 查出的问题下次检查时需进行复查。

2. 核查内容

附表 25　护工/护理员工作质量考核评分表示例

| 日期 | 扣分详情 | 扣分值 |
|---|---|---|
| ×月×日 | 10F4 病区××床：指甲未修剪或指甲污垢 | −1 |
| ×月×日 | 10F4 病区××床：一对一护工/护理员离开未告知患者或患者家属 | −1 |
| ×月×日 | 10F4 病区××床：衣服有污渍 | −1 |
| ×月×日 | 无，复查上个季度患者指甲污垢及未修剪问题，未再发生 | |
| ×月×日 | 10F4 病区××床：床下物品摆放不整齐 | −1 |
| ×月×日 | 10F4 病区××床：更换尿布未拉病床隔帘 | −1 |
| ×月×日 | 无，复查上个季度病床单位物品摆放及未拉病床隔帘问题，均未再发生 | |

### 3. 护工/护理员工作质量考核评分标准

附表 26　护工/护理员工作质量考核评分标准

护工/护理员姓名：＿＿＿＿＿　　编号：＿＿＿＿　　医院：＿＿＿＿＿＿＿　　日期：＿＿＿＿＿

| 项目 | 内　容 | 评分标准 | 月 | 月 | 月 | 月 | 月 |
|---|---|---|---|---|---|---|---|
| 素质要求 | 服装鞋帽整洁,挂牌上岗,统一着装,不穿拖鞋,不佩戴夸张外露首饰,指甲不长过甲缘。<br>仪表仪容端庄,举止大方,保持"四轻"。<br>态度和蔼,礼貌待人,文明用语 | 一项不符扣1分 | | | | | |
| 劳动纪律 | 遵守纪律,不离岗、不串岗、不做私活、不做护士工作、不聚集聊天、不喧哗,在医院指定地点晾晒衣物。<br>积极主动,服从工作安排,服从管理老师管理,不做任何违反院纪院规及公司规章制度的事情 | 一项不符扣1分 | | | | | |
| 质量要求 | 床单位：床单：清洁、平整、无污垢,尿垫下无粒屑,床底无杂物。<br>床旁柜：用物整洁、摆放整齐(不在柜内放护工/护理员私人物品)。<br>窗台上：无物品堆放,无衣物晾晒。<br>便器：保持清洁,使用后随即撤去,不着地 | 一项不符扣1分 | | | | | |
| | 患者卫生：口腔：清洁、无口臭。<br>面部：清洁,耳后无污垢,眼角、鼻腔无污,男患者胡须刮净。<br>头发：整齐、无异味。<br>皮肤：无破损,能做好预防性压疮护理。<br>体位：安置正确舒适,按时翻身。<br>指/趾甲：清洁,长度适宜,无污垢。<br>会阴：清洁、干燥、无尿粪污垢。<br>衣裤：清洁、无污迹。<br>操作：动作规范、轻柔,保护隐私 | 一项不符扣1分 | | | | | |
| 手卫生 | 洗手时机：熟知洗手时机("两前三后")。<br>七步洗手法：掌握正确洗手方法 | 一项不符扣1分 | | | | | |
| 患者安全("七防") | 防坠床：拉上床栏,踩床脚刹车。<br>防跌倒：协助患者上下床、如厕、洗澡,并予穿防滑鞋。<br>防走失、自伤：发现患者异常及时汇报,暂离时托付他人照看。<br>防烫伤：禁止使用热水袋,擦浴、洗脚控制水温。<br>防压疮：定时协助患者翻身,保持皮肤干燥、清洁、不潮湿。<br>防噎食：喂饭时摇高患者床头,喂食速度适中、温度适宜。<br>防拔管：保持各导管固定牢固无扭曲、受压,操作时防止导管脱落。<br>使用约束带患者：配合护士加强巡视,松紧适宜,定时放松。<br>一对一全程陪伴：离岗告知患者、患者家属及当班护士,取得同意(时间控制在30分钟内)。<br>一对多：按时巡视患者,及时满足患者需求,保障安全 | 一项不符扣1分,<br><br>有不良事件查实者一例扣10分 | | | | | |
| 投诉 | 1. 满意度测评≤90(一次扣10分);<br>2. 有投诉,造成一定后果(一次扣10分); | | | | | | |
| 总分 | | | | | | | |
| 签名 | | | | | | | |

注：1. 扣分原因记录在反面,记录有考核时间、床号、扣分原因和分值。
　　2. 根据要求对护工/护理员进行考核：二、三级医院每季度全覆盖,一级医院每2个月全覆盖。

### (四) 护工/护理员培训会议记录

1. 要求

(1) 简明扼要列出护工/护理员会议主要议题。

如：①表扬陪护工/护理员好人好事;护工/护理员服务中存在问题,关照及布置有关事项等。②培训主题(素质教育)等等。

(2) 护工/护理员会议如报备医院有关部门,需保留签收记录。

(3) 摆放在办公桌上固定位置。

(4) 到会护工/护理员在登记表上签名。

2. 护工/护理员培训/会议记录表

**附表 27　护工/护理员培训/会议记录表示例**

2019 年 12 月

| 培训及会议主持人：×× | 培训老师：×× |
|---|---|
| 培训时间：12 月 10 日 12：00 | |
| 参会培训签到人数(详见签到单)：____28____ | |
| (一) 培训内容<br>七步洗手法：<br>(1) 洗手的目的：简要概况。<br>(2) 洗手步骤：七步洗手法 1～7 步。<br>(3) 洗手注意事项、洗手时机。<br>(4) 详细内容见 PPT | |
| (二) 会议内容<br>1. 每日巡视中存在的问题反馈及整改：劳动纪律松散,护工/护理员聊天,病室物品放置乱,患者家属反映个别护工/护理员工作不主动。<br>2. 公司会议：分享患者独坐在床上发生跌倒引起骨折的案例,要求防护措施落实到位,老人不独坐。<br>3. 近期院领导对护工/护理员工作要求：护工/护理员翻身时注意导管情况,不让管道受压、扭曲,防脱落,保持通畅,护工/护理员不做护士工作。<br>4. 近期三级医院复评,平时加强洗手,到时抽查护工/护理员实际洗手情况 | |

注：内容多的请记录在反面。

3. 护工/护理员培训/会议签到表

**附表 28　护工/护理员培训/会议签到表示例**

××××年××月××日

| 护工/护理员培训/会议内容：七步洗手法 | 培训时间：12 月 20 日 |
|---|---|
| 参会者签到：<br>　王×× 　王×× 　王×× 　李×× 　陈××…… | |

### (五) 护工/护理员考核试卷

1. 要求

(1) 新入护工/护理员 1 个月内完成理论、操作考核，在岗护工/护理员每半年进行一次理论、考核。

(2) 考试卷统一存放在文件夹内。

2. 文件摆放标准

如附图 1。

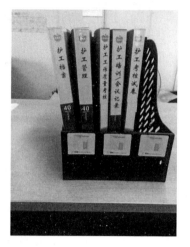

**附图 1 文件摆放示例**

### (六) 巡视记录本

1. 要求

(1) 记录本左右两面为一页。

(2) 各巡视病区者必须自己负责记录有无情况。

(3) 对发现的问题必须有处理意见及措施。

(4) 无论有无情况，每天必须记录，如无情况，可记"无特殊情况"或"无异常"等。

(5) 摆放在办公桌上固定位置，便于取拿、随时记录。

(6) 分管病区的管理老师一人一本巡视本，分开记录。

2. 记录格式

附表 29 病区巡视记录本

| 日期 | 病区、楼层 | 发现问题 | 处理意见 | 签名 |
|---|---|---|---|---|
|  |  |  |  |  |
|  |  |  |  |  |
|  |  |  |  |  |

注：按记录本左右两面来记录。

3. 病区巡视记录

附表 30 病区巡视记录示例

| 日期 | 病区、楼层 | 发现问题 | 处理意见 | 签名 |
|---|---|---|---|---|
| ×月×日 | 心内科 5楼 | 3床王××是位盲人，家属不陪护，但不肯用一对一护工/护理员 | 安排一对多护工/护理员；反复嘱加强巡视，尤其在夜间；如可安排，护工/护理员就睡在患者床旁，注意安全。签补充协议 | 俞×× |
| ×月×日 |  | 无特殊情况 |  | 俞×× |
| ×月×日 | 肾内科 7楼 | 10床李××患阿尔茨海默病，昨天夜间大吵大闹 | 劝导护工/护理员耐心克服，并与患者家属进行沟通，注意安全，告知护士长 | 俞×× |

（续表）

| 日期 | 病区、楼层 | 发现问题 | 处理意见 | 签名 |
|------|-----------|---------|---------|------|
| ×月×日 | 呼吸科3楼 | 8床王××，已护理2个月，家属多次探望不提及费用。给予提示后家属不讲道理、不理睬 | 专程找患者儿子，联系其说明情况，取得其理解，最后付费全由患者儿子负责解决 | 俞×× |
| ×月×日 | 老年科8楼 | 上午护工/护理员张××与"黑护工/护理员"发生矛盾，造成肢体冲突 | 及时报警，了解情况。清理"黑护工/护理员"，给予当事护工/护理员及患者安抚、心理疏导，妥善解决，上报医院 | 俞×× |
| ×月×日 | 老年科9楼 | 20:00 25床王××床栏未拉 | 即令床位护工/护理员汪××改正，并嘱其注意重视患者安全 | 俞×× |
| ×月×日 | 心内科5楼 | 楼面护工/护理员聚集在走廊一头说笑，护工/护理员孙××未挂胸牌 | 重申工作纪律，强调多关注所护理患者 | 俞×× |
| ×月×日 | 血液科6楼 | 5床王××反映护工/护理员姜××服务时不耐烦，态度生硬 | 询问并听取姜××意见，指出其不足之处，向患者赔礼道歉，观察是否改进 | 俞×× |
| ×月×日 | 康复科10楼 | 护工/护理员赵××为37床患者杨××翻身时，导尿管固定未解开 | 指导护工/护理员为带管患者翻身时注意保护管道，应注意不用力牵拉、不扭曲、不让管道受压 | 俞×× |

## （七）拜访沟通记录本（练习本）

1. 要求

（1）每月必须拜访护理部主任（或总护士长）及各科护士长一次，并做好记录。

（2）沟通内容：汇报上月完成的重点工作、本月工作安排并听取工作要求及建议。

（3）记录由督导、主管、负责人完成。

（4）摆放在办公室固定位置，便于取拿翻阅。

（5）列出拜访、沟通内容提纲。

汇报上月完成的重点工作：

例：① 妥善安排国家法定节假日期间人员工作。

② 完成护工/护理员培训任务。

③ 完成岗前培训×人，并妥善安排工作及上岗效果。

③ 工作完成情况（存在问题解决情况及计划落实情况）。

本月工作安排：

例：① 配合院方确保国家法定节假日期间的安全工作。

② 配合护理部接受市或区的质量检查工作。

③ 组织护工/护理员培训及培训内容。

④ 对护工/护理员进行质量督查及其重点。

⑤ 国家法定节假日期间工作安排情况。

听取院方对护工/护理员管理工作的要求及建议。

可根据沟通后护理部提出的希望及要求记录。

2. 记录格式

附表 31　拜访沟通记录本(练习本)

| 日期 | 拜访对象 | 主要沟通内容 | 签名 |
|------|----------|--------------|------|
|      |          |              |      |
|      |          |              |      |

注：按记录本单面来记录。

3. 拜访沟通记录

附表 32　拜访沟通记录示例

| 日期 | 拜访对象 | 沟通内容 | 签名 |
|------|----------|----------|------|
| 9 月 5 日 | 护理部<br>李×× | 汇报 8 月工作重点：<br>1. 工作组管理员分批参加公司培训。<br>2. 有 36 名护工/护理员参加文明礼仪及规范服务培训。<br>3. 对上个月提出的护工/护理员私物乱放问题：<br>(1) 对每一病区进行了察看，其中老年科情况明显；<br>(2) 劝个别物品较多的护工/护理员整理,物品已妥善放置；<br>(3) 护工/护理员大会上已宣布有关放置物品的规范措施 | 李×× |
| 10 月 12 日 | 科护士长<br>李×× | 1. 对大内科护工/护理员进行了七步洗手法培训。<br>2. 近阶段对培训掌握情况进行考核。<br>3. 对几个长期卧床患者重点督查,关照护工/护理员重视 | 李×× |
| 11 月 21 日 | 9 楼护士长 | 护工/护理员王××请假回老家,护士长认为不能请隔壁病室护工/护理员代护理,今与之沟通协调,护士长同意在患者病情稳定的情况下由隔壁病室护工/护理员代护理 | 李×× |

## (八) 公司例会记录本

1. 要求

(1) 公司例会本由督导、主管负责人记录。

(2) 记录包含发言人、对象及内容。

(3) 会后负责将会议精神传达给工作组其他人员并让其签名,传达当日休息人员上班后阅读并补签名。

（4）将会议内容按汇报顺序先后逐条记录在会议记录本上。

（5）摆放在办公室固定位置，便于取拿、随手翻阅。

## 2. 格式

附表 33　公司例会记录本

| 日期 | | 主持人 | |
|---|---|---|---|
| 会议内容： | | | |

传达后签名：　　　　　　　　　　阅后签名：

注：按记录本单面记录。

## 3. 公司例会记录

附表 34　公司例会记录示例

| 日期 | 2019 年 9 月 25 日 | 主持人 | 李×× |
|---|---|---|---|
| 会议内容： | | | |

会议内容：

运营部李××：

1. 8 月工作完成情况：

（1）管理员培训××人，下医院培训护工/护理员××人；

（2）到各工作组进行高温慰问，向临床一线管理老师送慰问品；

（3）××月××日召开了工作组负责人会议，通报 7 月业务情况、不良事件；

（4）下工作组调研，与管理员一起工作，了解管理员工作流程和方法，查看护工/护理员服务情况，查找现场管理不足，持续性改进；

（5）××月××日召开纠纷及投诉管理委员会会议，通报了 2 起严重投诉，决定督导会通报。

2. 10 月工作重点：

（1）国庆长假工作安排：安全、纪律、服务；

（2）下半年管理员培训：文件学习、情境案例、护理操作、管理工作问题与对策；

（3）继续下工作组查看"关注服务细节、改善服务流程、提升擎浩温度"的落实情况；

（4）2019 年度擎浩集团"十佳服务之星"护工/护理员评选活动按计划实施；

（5）加强患者满意度测评工作，每月至少完成派工量的 60％以上。

(续表)

| 日期 | 2019 年 9 月 25 日 | 主持人 | 李×× |
|---|---|---|---|

人事部崔××、杨××：

　　(1) 重申"钉钉"注册、考勤、审批流程；

　　(2) 员工手册电子版上传"钉钉"，印刷版各工作组一本，传阅签字；

　　(3) 保险管理：新进护工/护理员入职1个月内报人事增加保险名额；任何信息正确有效；任何意外及时上报；护工/护理员退保必须核实情况，避免意外事件发生。

财务部：各工作组开具发票一定要根据收入实际金额开，如有特殊需要，一定要先报备财务。

行政部王婷：

1. 工作组 POS 机故障的保修管理流程(详见附件)；

2. 各医院门牌、台牌的更换及安装。

陈政委发言：

1. 传达7月集团公司上半年会议精神；

2. 通报不良事件，望各工作组加强陪护质量管理，杜绝类似事件发生；

3. 护工/护理员温度管理、人性化关怀，以心聚人，增加核心竞争力。

传达后签名：李××　　　　阅后签名：李××

## (九) 护工/护理员请假登记本

1. 要求

(1) 需规范请假手续，护工/护理员请假先填写请假单。

(2) 按请假单登记请假起止日期(×月×日—×月×日)，写明请假事由，销假日期也需写明(×月×日)。

(3) 若逾期未归，则用红笔写返院日期(×月×日)。

(4) 护工/护理员姓名全填上，单面可分3个月填写。

(5) 摆放在办公桌上固定位置，便于填写、登记。

2. 格式

附表 35　护工/护理员请假登记本

| 护工/护理员姓名 | 1月 | | | 2月 | | | 3月 | | |
|---|---|---|---|---|---|---|---|---|---|
| | 请假日期 | 请假事由 | 销假日期 | 请假日期 | 请假事由 | 销假日期 | 请假日期 | 请假事由 | 销假日期 |
| | | | | | | | | | |
| | | | | | | | | | |

注：按记录本左右两面记录。

### 3. 请假登记

附表36　护工/护理员请假登记示例

| 护工/护理员姓名 | 1月 | | | 2月 | | | 3月 | | |
|---|---|---|---|---|---|---|---|---|---|
| | 请假日期 | 请假事由 | 销假日期 | 请假日期 | 请假事由 | 销假日期 | 请假日期 | 请假事由 | 销假日期 |
| 赵×× | 1月6日—1月25日 | 探亲 | 2月2日 | | | | | | |
| 钱×× | 1月17日—1月25日 | 探亲 | 1月25日 | | | | | | |
| 孙×× | | | | 2月1日—2月7日 | 回家过节 | 2月7日 | | | |
| 李×× | | | | 2月8日—2月17日 | 回家过节 | 2月17日 | | | |
| 周×× | | | | | | | 1月17日—1月25日 | 探亲 | 1月26日 |
| 吴×× | | | | | | | 3月5日—3月19日 | 儿子结婚 | 3月17日 |

### 4. 护工/护理员请假条

附表37　护工/护理员请假条示例

| 护工/护理员姓名 | 李×× | 所在病区 | 心内科×楼 |
|---|---|---|---|
| 请假事由 | 儿媳生小孩 | | |
| 请假注意事项 | 请假结束，请按时到岗；<br>逾期未归，作自动离职处理 | | |
| 开始请假时间 | ×月×日 | 结束请假时间 | ×月×日 |
| 护工/护理员本人签字 | 李×× | 经办管理人员签字 | 李×× |

## 十八、不良事件登记表

### 附表 38　不良事件登记表

**医院：**＿＿＿＿＿＿＿＿＿　　　**记录时间：**＿＿＿＿＿＿＿＿＿

| 发生日期 | | 发生时间 | | 科室/床位 | |
|---|---|---|---|---|---|
| 患者姓名 | | 性别 | | 年龄 | |
| 护工/护理员姓名 | | 性别 | | 年龄 | |
| 事件类别 | □跌倒　　□坠床　　□烫伤　　□管道滑脱<br>□噎食　　□走失　　□自杀　　□压疮　　□其他：＿＿ | | | | |
| 事件经过： | | | | | |
| 原因分析： | | | | | |
| 整改措施（内容概要）： | | | | | |
| 处理结果：□销案　□赔偿　□免费护理　□医院承担　□护工承担 | | | | | |
| 处理具体情况： | | | | | |

　　护理员签字：　　　　　　　　　工作组负责人（签字）：

## 十九、年度不良事件统计表

附表 39 _____年度不良事件统计表

| 月份 | 不良事件例数 | 不良事件赔偿金额 | 备注 |
|---|---|---|---|
| 1月 | | | |
| 2月 | | | |
| 3月 | | | |
| 4月 | | | |
| 5月 | | | |
| 6月 | | | |
| 7月 | | | |
| 8月 | | | |
| 9月 | | | |
| 10月 | | | |
| 11月 | | | |
| 12月 | | | |
| 总计 | | | |

## 二十、医院护工/护理员管理工作月度总结表

附表 40 _____医院护工/护理员管理工作月度总结表

20____年____月

| 管理情况 | 完成派工单数 | |
|---|---|---|
| | 月数据同比 | 单量: 营业额: |
| | 当月护工情况 | 总人数:<br>新增人数: 离职人数: |
| | 收到表扬信、锦旗情况 | 表扬信数: 锦旗数: |
| | 满意度测评 | 总份数: 纸质版份数: 线上份数:<br>分数: |
| | 培训次数 | |
| | 项目组培训 | 内容: 参会人数: |
| | 公司培训 | 内容: 参会人数: |
| | 医院培训 | 内容: 参会人数: |
| 不良事件 | 件数: | |
| | 简单情况(发生时间、事件经过,解决情况等) | |
| | | |
| 投诉情况 | 投诉件数: | 投诉渠道: |
| | 简单说明(发生时间、事件经过、解决情况等) | |
| | | |
| 本月工作总结 | | |
| 下月工作重点 | | |
| 培训计划 | | |
| 提交人: | | 职务: |

## 二十一、驻院管理员工作质量考核评分标准

附表 41 驻院管理员工作质量考核评分标准

区域：_____ 医院：_____ 姓名：_____ 日期：_____

| 项目 | 内容 | 月 | 月 | 月 | 月 | 月 | 月 |
|------|------|----|----|----|----|----|----|
| 素质要求 | 1. 佩戴胸牌上岗,仪容端庄,举止大方。<br>2. 在岗在位,无迟到、早退,有行踪、留言。<br>3. 不留披肩发、长指甲,服装整洁。<br>4. 服从督导工作分配,态度好,班组团结 | | | | | | |
| 服务态度 | 1. 态度和蔼,语言亲切、规范。<br>2. 微笑接待,自我介绍。<br>3. 向患者及其家属耐心介绍派工流程和收费标准。<br>4. 针对患者需求耐心解释,及时满足 | | | | | | |
| 工作质量 | 1. 规范完成派工工作:派工合理,开单正确。<br>2. 所负责病区有巡视记录,与护士长沟通并签字。<br>3. 掌握患者情况,发现问题和病区投诉,及时处理,并反馈督导。<br>4. 能指导护理员进行陪护操作:翻身、便盆安放、输液观察、床单位检查、安全措施等。<br>5. 协助督导完成工作:护理员质量考核、护理员培训会议等,落实会议内容,传达到护工。<br>6. 督查护工劳动纪律,积极主动发现偷工、漏工现象,并奖惩结合。<br>7. 做好每日流调记录,疫情防控措施落实情况。<br>8. 负责病房护工工作情况。<br>9. 结单后线上评价率达标 | | | | | | |
| 差错事故 | 1. 有意外事件发生(一例扣 5 分);<br>2. 积极参加讨论 | | | | | | |
| 投诉 | 1. 满意度测评≤9(一次扣 10 分);<br>2. 有投诉(一次扣 20 分) | | | | | | |
| 总分 | | | | | | | |
| 签名 | | | | | | | |

备注：1. 由督导负责每月对管理员进行考核,登记汇总。
　　　2. 以上项目不符合一次扣 2 分。
　　　3. 扣分原因写于反面。

## 二十二、护工/护理员管理人员满意度调查表

### 附表 42　护工/护理员管理人员满意度调查表

尊敬的领导：

您好！为了提高我公司的管理质量，更好地为贵医院服务，请您根据以下内容对护工管理工作组给予客观的评价。谢谢您的合作！

医院：_____　　　　　　　　　　　　日期：_____

| 1. 您对管理人员的自我介绍以及服装整洁、仪表仪容端正、挂牌上岗情况是否满意？ | | | |
| --- | --- | --- | --- |
| □满意 | □较满意 | □一般 | □不满意 |
| 2. 您对管理人员的文明用语、言谈举止是否满意？ | | | |
| □满意 | □较满意 | □一般 | □不满意 |
| 3. 您对管理人员巡视病区管理工作的频率等是否满意？ | | | |
| □满意 | □较满意 | □一般 | □不满意 |
| 4. 您对管理人员安排、调配护工的合理性是否满意？ | | | |
| □满意 | □较满意 | □一般 | □不满意 |
| 5. 您对管理人员与您沟通、听取意见的情况是否满意？ | | | |
| □满意 | □较满意 | □一般 | □不满意 |
| 6. 您对管理人员对患者家属、医务人员的服务态度是否满意？ | | | |
| □满意 | □较满意 | □一般 | □不满意 |
| 7. 您对管理人员处理问题并反馈处理意见的及时性是否满意？ | | | |
| □满意 | □较满意 | □一般 | □不满意 |
| 8. 您对管理人员每月组织护工培训内容是否满意？ | | | |
| □满意 | □较满意 | □一般 | □不满意 |
| 9. 您对管理人员督促护工为患者采取安全防范措施是否满意？ | | | |
| □满意 | □较满意 | □一般 | □不满意 |
| 10. 您对我们驻医院管理工作组工作的总体满意度为： | | | |
| □满意 | □较满意 | □一般 | □不满意 |
| 您对公司管理工作组有何要求和建议？ | | | |
| | | | |

说明：总分 100 分；较满意 −2；一般 −4；不满意 −10。

科室：_____　　　　　　　　　　　　填表人：_____

## 二十三、驻院督导工作质量考核评分标准 1

### 附表 43　驻院督导工作质量考核评分标准 1

区域：_____　　医院：_____　　姓名：_____　　日期：_____

| 项目 | 考核内容 | 月 | 月 | 月 | 月 |
|---|---|---|---|---|---|
| 素质要求 | 1. 佩戴胸卡上岗,仪表端庄,举止大方。<br>2. 在岗在位,无迟到、早退,外出留行踪。<br>3. 不留披肩发、长指甲,服装整洁。<br>4. 对组内人员团结友爱。<br>5. 服从医院和公司工作安排,并按时完成任务 | | | | |
| 服务态度 | 1. 语言亲切,态度和蔼。<br>2. 微笑接待,自我介绍。<br>3. 针对患者需求耐心解释,及时满足。<br>4. 向患者及其家属耐心介绍派工流程和收费标准 | | | | |
| 管理质量 | 1. 文档规范：各类台账记录齐全、整洁。<br>2. 每月工作小结、工作计划按时上交公司和护理部。<br>3. 将医院提出的事件及时传达到公司、工作组、护工,并督促落实。<br>4. 每月一次组织护理员培训会议,有记录,有考核。<br>5. 每月按时上交考勤表,合理排班。<br>6. 定期夜查有记录,每周大晨会有记录。<br>7. 每月完成管理员和护理员考核一次,有考核记录。<br>8. 积极主动发现偷工、漏工现象,并有处罚结果。<br>9. 督促新护工带教和评估 | | | | |
| 业务管理 | 1. 每月测评住院患者满意度达到要求。<br>2. 每天有与医院相关部门或科室护士长沟通的记录。<br>3. 做好每日流调记录,落实疫情防控工作。<br>4. 能指导护理员进行陪护操作：翻身、便盆安放、输液观察、床单位检查等。<br>5. 能及时、独立处理现场事件并向上级管理人员反馈。<br>6. 结单线上评价率达标 | | | | |
| 意外事故 | 有不良事件发生不主动报告(一例扣 5 分)；<br>报案不及时(一例扣 5 分)；<br>处理记录不齐全(一项扣 2 分) | | | | |
| 投诉 | 有投诉处理存档报告 | | | | |
| 总分 | | | | | |
| 签名 | | | | | |

备注：1. 由公司负责考核、分值汇总及保存,每季度一次。
　　　2. 以上未注明扣分值的项目,不符合一次扣 2 分。
　　　3. "投诉"一项,督导本人扣分值同管理员。
　　　4. 扣分原因记录在反面。

## 二十四、驻院督导工作质量考核评分标准 2

### 附表 44  驻院督导工作质量考核评分标准 2

区域：_____  医院：_____  姓名：_____  日期：_____

| 项目 | 考核内容 | 一季度 | 二季度 | 三季度 | 四季度 |
|---|---|---|---|---|---|
| 素质要求 | 1. 佩戴胸卡上岗，仪表端庄，举止大方。<br>2. 在岗在位，无迟到、早退，外出留行踪。<br>3. 不留披肩发、长指甲，服装整洁。<br>4. 对组内人员团结友爱。<br>5. 服从区域经理工作安排，并按时完成任务 | | | | |
| 服务态度 | 1. 语言亲切，态度和蔼。<br>2. 微笑接待，自我介绍。<br>3. 针对患者需求耐心解释，及时满足。<br>4. 向患者及其家属耐心介绍须知要点 | | | | |
| 管理质量 | 1. 文档规范：各类台账记录齐全、整洁。<br>2. 每月有工作小结、工作计划。<br>3. 有公司会议记录，传达有签名。<br>4. 每周组织晨会，有记录，疫期防控有检查。<br>5. 每月一次组织护工培训会议，有记录。<br>6. 每月按时上交考勤表，合理排班。<br>7. 每月有夜间查岗安排，有记录。<br>8. 每2个月完成管理员考核一次，有汇总记录。<br>9. 每2~3个月完成护工质量考核一次，有考核记录 | | | | |
| 业务管理 | 1. 每月测评住院患者满意度10~15人，有汇总登记。<br>2. 每月有与医院相关部门沟通的记录。<br>3. 有文件送达医院相关部门的签收记录。<br>4. 能指导护工进行陪护操作：翻身、便盆安放、输液观察、床单位检查等。<br>5. 能及时、独立处理现场事件并向上级管理人员反馈 | | | | |
| 不良事件 | 1. 不主动报告(一例扣5分)；<br>2. 报案不及时(一例扣5分)；<br>3. 处理记录不齐全(一项扣2分) | | | | |
| 投诉 | 有投诉处理存档报告 | | | | |
| 总分 | | | | | |
| 签名 | | | | | |

备注：1. 由区域经理负责考核、分值汇总及保存，每季度一次。
    2. 以上未注明扣分值的项目，不符合一次扣2分。
    3. "投诉"一项，督导本人扣分值同管理员。
    4. 扣分原因记录在反面。

### 二十五、生活护理安全补充协议

尊敬的＿＿＿＿＿＿＿＿＿＿患者家属：

护工主要是为住院患者提供生活护理服务，由于服务过程中存在服务范围之外的自身行为因素造成的潜在风险，会给患者带来伤害和损失。经过评估，您的亲人在住院期间以下风险系数较高，为避免不良后果产生，特告知：

☑　危重患者、行走不便及体质虚弱的患者请使用便盆或坐便器，不自行下床，以防止坠床、跌倒或晕厥发生。若患者因擅自下床活动、上厕所等发生意外，由患方自行负责。

☑　穿防滑鞋。

☑　70岁以上、有阿尔茨海默病病史/精神病病史、疾病等引起精神/行为异常的患者必须由患方派人监护。患方未派人监护而导致的自伤、自杀、走失、跌倒等事故由患方自行负责。

☑　对烦躁不安、神志不清、有自伤倾向的患者会加床栏或遵医嘱使用约束带等保护性措施，请患者家属探视时不自行去除。由患者家属自行去除保护措施或不同意使用约束带而导致的患者拔管、自伤、跌倒、坠床等不良后果，责任由患方自负。

☑　患者住院期间不任意离开病房或医院。若患者擅自离开医院，发生意外或导致病情变化，由患方自行负责。

☑　不私自使用热水袋，若因此导致高温、低温烫伤，责任由患方自负。

☑　部分患者（如老年患者）会伴有眩晕和骨质疏松，易发生跌倒和骨折。非由护工操作失误而导致的患者跌倒和骨折等意外事故由患方自行负责，请患者家属谅解。

☑　探望者不得将有伤害性的物品如利器、绳带、火种等带入病房，以免发生患者伤害自身、他人或损害公私财物等事件。

我的签字说明：

□以上生活护理安全协议已看过。

□我理解并同意以上打钩项目的内容，并愿意共同遵守。

□出现意外事件后，会本着友好协商解决的态度进行商榷。

患者姓名：＿＿＿＿＿　家属签名：＿＿＿＿＿　与患者关系：＿＿＿＿＿　日期：＿＿＿＿＿＿＿

管理员签名：＿＿＿＿＿＿＿　日期：＿＿＿＿＿＿＿

护理员签名：＿＿＿＿＿＿＿　日期：＿＿＿＿＿＿＿

×××　有限公司

## 二十六、运营部台账检查表

### 附表45 运营部台账检查表

检查部门： 检查人：

| 序号 | 项目(分值) | 要求 | 扣分标准 | 检查情况记录 | 扣分 |
|---|---|---|---|---|---|
| 1 | 护工档案(5分) | 有护工/护理员花名册、护工/护理员报名表、岗前培训表、协议、"三证"、理论操作考试 | 每一项不符要求扣1分 | | |
| 2 | 护工管理月度总结(5分) | 每月一张,电子档或纸质 | 每缺一张扣2分 | | |
| 3 | 护工工作质量考核(10分) | 每名护工一张;二、三级医院每季度考核一次,一级医院每二个月考核一次 | 每一项不符要求扣1分 | | |
| 4 | 管理员工作质量考核(5分) | 工作组负责人对管理员进行考核,每季度一次 | 每一项不符要求扣1分 | | |
| 5 | 护工培训/会议记录(5分)工作组问题分析会(5分) | 每月一次,内容按培训计划,有资料,有护工签到记录;问题分析会每月一次,邀请相关人员参加,有记录 | 每一项不符要求扣1分 | | |
| 6 | 患者对护工的满意度测评(10分) | 每个患者均要测评,随机抽查订单30~50份 | 缺一张扣1分,造假每张扣5分 | | |
| 7 | 医护人员对护工满意度测评(5分) | 每季度一次,测评90%病区,包括急诊及ICU | 缺一张扣1分,造假每张扣5分 | | |
| 8 | 护士长对管理员满意度测评(5分) | 每季度一次,测评90%病区 | 缺一张扣1分,造假每张扣5分 | | |
| 9 | 不良事件及投诉(10分) | 主动上报不良事件,有登记及年度统计表,有分析及整改 | 不主动报告扣5分,缺登记、缺分析整改各扣2分 | | |
| 10 | 公司会议记录本(5分) | 有记录,有传达,有签字,管理员知晓相关内容 | 每缺一项扣1分 | | |
| 11 | 管理员巡视记录本(5分) | 每名管理员一本,每天有记录 | 每缺一项扣1分 | | |
| 12 | 质控检查自查记录表(5分) | 每周有质控检查重点,有问题记录,同时与护工考核相结合 | 每缺一项扣1分 | | |
| 13 | 拜访沟通记录(5分) | 每月与医院相关领导沟通记录 | 每缺一次扣1分 | | |
| 14 | 晨会、夜查记录本(5分) | 每周一次大晨会,每月一次夜查 | 每缺一次扣1分 | | |
| 15 | 护工/护理员请假登记、护工/护理员奖惩记录单(5分) | 按实际情况记录 | 每缺一次扣1分 | | |
| 16 | 护工承诺书、安全补充协议(5分) | 新护工、疫情、"扫黑"承诺书,高危、高龄患者补充协议 | 每缺一张扣1分 | | |
| 总得分： | | | | | |

备注：由管理责任或护工责任引发的投诉,根据处理情况和造成的后果及影响做相应处理。

## 二十七、现场派工单(电子)

附表 46 现场派工单(电子)

| 事项名称 | 派工结算流程 (线上) | 主责部门 | 运营部 | 主要职责 | |
|---|---|---|---|---|---|
| 编制依据 | | 操作事项 | 向患者安排护工 提供陪护服务 | 操作目的 | 完成派工 结算服务 |
| 建立时间 | 2021 年 12 月 | 修订时间 | | 页数 | 1 |

| 序号 | 步骤 | 操作描述 | 注意事项 | 备注 |
|---|---|---|---|---|
| 1 | 接到用工需求 | 来源：自主下单、护工、医护人员、患方 | | |
| 2 | 面对面介绍 | 向患方介绍公司优势：是院方指定的专业护理团队,统一管理,安全有保障;护工护理经验丰富 | | |
| 3 | 评估 | 按照评估表内容询问患者生活自理能力,查看患者情况,进行风险评估。评估后确认派工模式 | 向医护人员了解患者病情,若是精神异常、无家人陪护的患者,不接单。推荐重点患者、危重患者、阿尔茨海默病患者选一对一护理 | |
| 4 | 确认派工 | 与患方达成共识,确认用工需求 | | |
| 5 | 介绍服务项目 | 介绍服务内容、服务模式、收费标准 | | |
| 6 | 家属登录 "擎浩护理" | 指导患者家属关注微信公众号"擎浩护理",完成注册登录 | 护工/护理员不代家属下单,需通过管理员手机进行代下单操作 | |
| 7 | 指导订单录入 | 仔细录入订单信息,确认清楚病区、患者姓名、联系方式、服务方式、护理员、服务日期后再点"预约" | | |
| 8 | 预收款项 | 根据患者病情,先预估住院天数,指导其支付预付款。一般预收取 5~10 天款项,对订单逾期的患者,指导其及时再次下单,预收款项 | 禁止护工直接收取预收款 | 告知可随时取消用工,线上支付,退款即时到账。消除患方心理负担 |
| 9 | 派工 | 合理安排调配护工,派工规范 | 推荐护工,并提醒护工要注意的事项 | |
| 10 | 签订陪护协议 | 强调安全注意事项,患者家属签订陪护协议,签名确认并留手机号 | 针对高危、高龄患者,必须签订生活护理安全补充协议 | |

| 序号 | 步骤 | 操作描述 | 注意事项 | 备注 |
|---|---|---|---|---|
| 11 | 出院退款结算 | 按实际服务天数结算，结算时要确认余额，多退少补。向患者家属介绍院外上门服务内容，发名片 | 患者出院办理结账手续产生的预收款余额，收款员应于48小时内电话通知患者或其家属 | 对长期住院或收不到预收款的患者，可出院时统一结账 |
| 12 | 开具发票 | 提供患者姓名、开票金额、订单号给行财专员，核实开票内容和金额。提醒回访中对护理满意的家属进行线上评价 | | |

说明：对操作描述中出现的概念、定义进行解释说明。

## 二十八、管理员日常工作流程

### （一）岗前准备

1. 准时到岗，服装、仪表规范，佩戴工牌。

2. 参加晨会，汇报护工/护理员夜间工作情况，对存在的问题提出可行性措施。服从督导传达的公司决议和工作安排。

3. 岗前查看"E护通"平台后台（手机）数据与病区护工/护理员派工登记表，进行信息核对，手工账和系统账要一致。

4. 进病区时携带好生活护理安全补充协议、满意度调查表、护工/护理员派工登记表、收据、一对一和一对多陪护协议，带好文具用品笔和橡皮。

### （二）巡楼内容

1. 进病区与医护人员打招呼，询问病房护工/护理员工作情况。对护士长提出的问题，现场能解决的立即解决，现场不能解决的回工作组与大家商量解决方案，及时向护士长汇报。

2. 检查护工/护理员劳动纪律、仪容仪表、病室环境、个人卫生、洗手、戴口罩、串岗等情况。疫情防控期间护工/护理员每天测体温并记录，按要求进出病区。

3. 关注护工/护理员情绪和思想情况，及时给予关心和教育。

4. 察看新患者和今日手术患者，全面评估，了解需求，做好自我介绍。

5. 与护工/护理员对工，核对护工/护理员派工登记表，确认开单日期、结算日期、退款金额，把控其工作量，合理派工。关注机动护工的工作安排。

6. 巡查病房，关注未签约的高危患者、特殊患者。严防偷工、漏工现象，一旦发现一律严惩。

7. 查看患者安全预防措施、翻身、皮肤完整性，发现问题立即整改。

8. 针对重点高危患者、特殊患者，查看护工/护理员工作质量、为患者采取的安全防范措施，质量持续改进。

9. 关注患者进餐情况，护工协助用餐。

10. 听取患者、护士长的意见，请其对护工/护理员进行满意度测评。

11. 随时为出院患者结账，并对护工/护理员进行评价。

12. 及时处理各类事件，必要时上报。至现场了解情况，能自己处理的问题解决后汇报督导；不能解决的问题上报督导，项目组共同解决。

13. 回访已派工患者，了解护工/护理员服务情况，听取意见，进行满意度和服务质量调查，发现问题及时协调、积极处理。

**（三）日常工作**

1. 日工作数据整核：对当日管辖区域内的陪护订单做好相关登记核对工作，与收款员做好钱款交接。

2. 书写巡视记录，内容包括护工/护理员陪护质量、安全、仪容仪表、劳动纪律、技术指导等。

3. 参加工作组小结会议：总结当日工作，汇报巡房发现的问题，对存在的问题提出解决方案。

4. 防控防疫工作：根据院方要求配合督导做好管辖病区护工/护理员的防控防疫措施。

**（四）月度工作**

1. 护工/护理员大会：协助督导组织护工/护理员大会，合理安排管辖区域内的护工/护理员参加会议。

2. 护工/护理员培训：培训专员每月按计划进行培训工作，同时完成院方的培训任务。培训内容包括公司培训、院方培训、工作组培训。培训方式包括集中培训、视频培训、科室培训。

3. 护工/护理员考核：定期（一级医院每 2 个月一次，二级及以上医院每季度一次）对管辖病区的护工/护理员进行考核。对于护工/护理员存在的问题，现场能整改的立即整改，不能现场整改的进行跟踪复查并做好记录。

4. 护工/护理员招聘及带教：人事专员协助督导做好护工/护理员招聘工作，各科室护工/护理员人数根据科室酌情配置，如有护工/护理员提出离职，尽快补足人数。

安排好管辖区内新护工/护理员的带教事宜。评估考核合格后方可单独上岗。上岗后要做好陪护质量跟踪，定期进行业务知识及技能考核并测评护士长及患方对其满意度，考核良好者方能录用。

5. 夜查：每月配合督导参与工作组夜查。内容主要包括护工/护理员在岗在位情况、劳动纪律、陪护安全措施落实情况等。

附表 47　日常工作内容

| 岗位名称 | 管理员 | 部门 | 运营部 | 主要职责 | 管理辖区护工/护理员 |
|---|---|---|---|---|---|
| 编制依据 | | 操作事项 | 日常工作内容 | 操作目的 | 巡视、派工、结账 |
| 建立时间 | 2021年12月 | 修订时间 | | 页数 | 2 |

| 序号 | 步骤 | 操作描述 | 注意事项 | 备注 |
|---|---|---|---|---|
| 1 | 岗前准备 | 1. 准时到岗,服装、仪表规范,佩戴工牌。<br>2. 岗前查看"E护通"平台后台(手机)数据与病区护工/护理员派工登记表,进行信息核对,手工账和系统账要一致。<br>3. 进病区时携带好生活护理安全补充协议、满意度调查表、护工/护理员派工登记表、收据、一对一和一对多陪护协议,带好文具用品笔和橡皮 | | |
| 2 | 参加晨会 | 1. 汇报上个班主要工作情况。<br>2. 对存在的问题提出可行性解决方案,听取建议。<br>3. 执行督导传达的公司决议,服从工作安排 | | |
| 3 | 协调沟通 | 进病区与医护人员打招呼,了解病房护工/护理员工作情况 | 及时解决护士长提出的问题;将不能处理的问题及时上报督导,并提出解决方案 | |
| 4 | 上午巡房内容 | 1. 查看护工/护理员劳动纪律、仪容仪表、病室环境、个人卫生、洗手、戴口罩、串岗等情况,疫情防控期间护工/护理员每天测体温并记录,按要求进出病区。<br>2. 关注护工/护理员情绪和思想情况,及时给予关心和教育。<br>3. 到护士台查看新进患者和当日手术患者,主动与患方沟通,挖掘需求。对有需求者做好评估和派工工作。<br>4. 对工:核对护工/护理员派工登记表,把控工作量,合理、规范派工。<br>5. 巡查病房,查看生活护理落实情况,关注未派工的高危患者、特殊患者,严防偷工、漏工现象。<br>6. 查看患者安全预防措施、翻身、皮肤完整性,发现问题立即整改。<br>7. 关注患者进食情况,指导护工/护理员协助患者进食 | 安排好机动护工/护理员。重点查看高危患者、特殊患者的护理情况,确保服务质量,安全防范措施要落实到位 | |

（续表）

| 序号 | 步骤 | 操作描述 | 注意事项 | 备注 |
|---|---|---|---|---|
| 5 | 下午巡房内容 | 1. 回访已派工患者，了解护工/护理员服务情况，听取患方、护士长意见，并请其进行护工/护理员满意度测评。<br>2. 及时为出院患者办理结账，并完成护工/护理员满意度测评。<br>3. 指导患方在系统中下单。为已下单的患者及时派工，询问及查看患者情况后完成评估。<br>4. 及时处理各类事件，必要时上报 | 可控情况，自行现场处理解决后，再上报督导；不能处理的须及时上报，项目组共同解决<br>及时查看手机，如有患者自主下单，应返回病区，完成派工、评估工作 | |
| 6 | 整理、核实数据 | 对当日管辖区域内的陪护订单做好相关登记核对工作，与收款员做好钱款交接 | 手工账、系统账要一致 | |
| 7 | 防控防疫工作 | 根据院方要求，做好所管辖病区护工/护理员的防控防疫工作 | | |
| 8 | 书写巡视记录 | 及时、规范记录。内容包括陪护质量、安全、仪容仪表、劳动纪律、技术指导等 | | |
| 9 | 参加晚会 | 总结当日工作，汇报巡房发现的问题，并提出解决方案 | | |
| 10 | 护工/护理员培训及会议 | 培训专员完成每月护工/护理员培训工作，并协助督导举办护工/护理员会议 | | |
| 11 | 护工质量考核 | 定期对所管辖病区的护工/护理员进行考核（一、二级医院每2个月一次，三级医院每季度一次），对存在的问题要及时现场整改，跟踪复查，做好记录 | | |
| 12 | 夜查 | 每月协助督导开展项目组夜查工作，包括护工/护理员在岗在位、劳动纪律、陪护安全措施落实情况等 | | |
| 13 | 护工/护理员招聘及带教 | 人事专员协助督导，做好护工招聘工作（各科室护工/护理员人数根据科室酌情配置，如有护工/护理员提出离职，尽快补足）。管理员安排好辖区内新护工/护理员的带教工作 | 护工/护理员考核合格后方可单独上岗。管理员要做好陪护质量跟踪，定期对护工/护理员进行业务知识及技能考核，测评护士长及患方满意度 | |

说明：对操作描述中出现的概念定义进行解释说明。

附表 48  日常工作流程

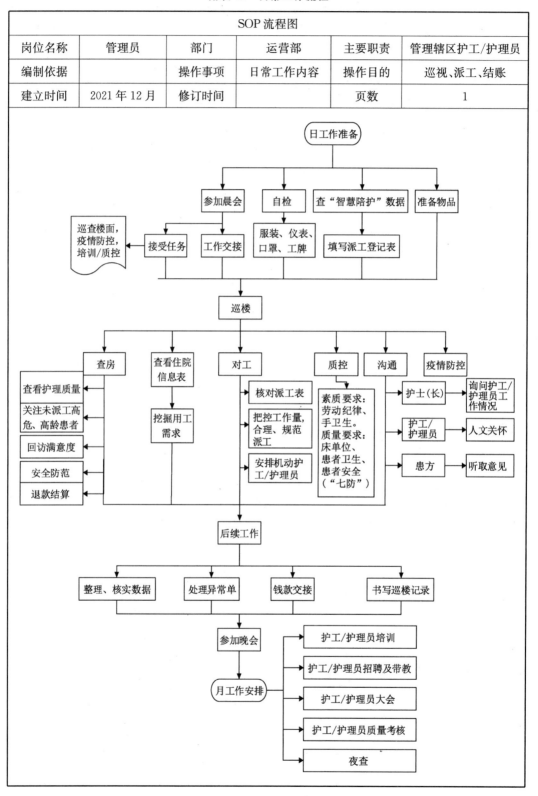

| SOP 流程图 | | | | | |
|---|---|---|---|---|---|
| 岗位名称 | 管理员 | 部门 | 运营部 | 主要职责 | 管理辖区护工/护理员 |
| 编制依据 | | 操作事项 | 日常工作内容 | 操作目的 | 巡视、派工、结账 |
| 建立时间 | 2021 年 12 月 | 修订时间 | | 页数 | 1 |

## 二十九、新入驻医院病区宣教流程

1. 时间：入驻前 2 天至入驻后 2 天。

2. 病区选择：护士长配合好、护工/护理员人数相对比较多的病区首先宣教，逐步推行至所有病区。

3. 人员组成：运营部、开荒组、市场部、区域经理、工作组人员。

4. 人员分工：根据医院大小进行人员分组，每组 2～3 人，分别下病区宣教。

第一组：×××（带队）、市场部 1 名、管理员 1 名。

第二组：×××（带队）、管理员 1 名。

第三组：区域经理或工作组负责人（带队）、管理员 1～2 名。

5. 步骤

（1）进入病区后首先找到护士长或主班护士，必要时找科室主任，表明身份，说明目的。

（2）向护士长介绍正式入驻日期，了解病区现有护工/护理员人数、工作状况、陪护模式、护工/护理员表现，对新管理公司的要求等。宣传公司服务理念、服务方式、护工/护理员质量管理措施、安全防范及处理措施、培训方式及实效、护工/护理员调配及违规违纪处理措施等，表明护工/护理员管理要与病区管理密切配合，保持病区秩序和环境整洁。

（3）与护工/护理员接触，自我介绍，对护工/护理员态度和蔼，语言亲切。询问其目前陪护患者人数、大概工作流程及内容、工作中碰到的困难，宣传护工/护理员仪表要求等，从中了解其对公司接受及配合的程度。

（4）深入病房宣教，与患者及其家属沟通，介绍公司规模，护工/护理员质量及服务有专人管理，每天进行巡查，对护工/护理员业务技能进行培训和考核，经常对护工/护理员进行职业道德教育，告知患方如不满意可以提意见和投诉，服务结束开具正规发票等，让患方觉得公司规范有保障。

（5）离开病区时再次与护士长打招呼，道谢。

6. 汇总：运营部负责

（1）各组汇报病区宣教情况、取得的成效和碰到的问题。

（2）针对问题讨论解决方法，形成统一意见。

（3）布置第二天或下一步的工作。

## 三十、新入驻医院第一次护工/护理员会议流程

1. 时间：入驻前 3 天内或入驻当天，中午患者休息时为佳，具体与院方沟通后确定。

2. 地点：工作组负责人联系院方主管部门确定会场。

3. 邀请参加人员：院方主管部门领导或代表、公司领导、各病区护工/护理员（除留守护工/护理员外全部参加）、工作组全体人员。

4. 会议主持：区域经理或工作组负责人。

5. 内容

（1）主持人开场白，介绍参会人员。

（2）邀请院方代表发言。

（3）公司代表（政委或运营部）讲话。

（4）简单对护工/护理员进行培训，公司介绍、仪表素质、人事相关政策宣教。

（5）工作组负责人进行初步工作布置、面对面组建护工/护理员微信群（视情况）。

6. 要求

（1）会前工作组人员及公司开荒小组成员下病区与护士长、护工/护理员沟通，通知会议时间和地点，确保护工/护理员参加。

（2）管理员负责会场布置（电脑、座位、会标），维护会议秩序，安排护工/护理员入座、签到。

（3）工作组负责人接待院方领导，介绍院方领导与公司领导认识。

（4）会议时间不超过1小时。

（5）公司人员对护工/护理员提出的问题和要求能予以解答，不能立即解答时将问题带回公司，多做宣传，确保不发生冲突。一切以平稳为原则。

（6）工作组负责人负责起草会议议程，运营部审核。

运营部

×××年××月

## 三十一、新医院入驻前护士长宣教会流程

1. 会议发起部门：市场部（与护理部沟通后确定是否需要进行宣教，如需要，进入下一步）。

2. 时间：市场部及工作组负责人与护理部沟通后确定。

3. 地点：工作组负责人与护理部沟通后确定。

4. 公司参加人员：市场部、运营部、区域经理、工作组团队人员。

5. 主持：护理部。

6. 公司宣教人：运营部（无人情况下为市场部）。

7. 宣教内容

（1）公司参会人员介绍。

（2）公司简介。

（3）进驻计划介绍：进驻前期准备、进驻日工作安排、进驻后管理。

（4）重点介绍护士长关心的问题，如护工/护理员质量管理、安全防范及处理、培训方式及实效、护工/护理员调配及违规违纪处理等。

（5）公司未来展望。

8. 护士长提问：公司人员对护士长提出的问题和要求尽可能予以解答，将不能立即解答的问题带回公司，多做宣传，争取护士长配合。

运营部

×××年××月

## 三十二、××疫情防控管理制度

鉴于目前××疫情防控形势严峻，为加强疫情防控工作，防止疫情传播，给患者营造安全的就医环境，加强护工/护理员管理，减少交叉感染，公司在疫情防控期间护工/护理员管理制度如下：

### （一）人员管理

1. 加强提升护工/护理员、管理人员的防护意识和能力，坚持院内感染"零发生"的目标不放松，有效维护医护人员及患者健康，保障医院安全有序运行。

2. 做好人员进出管理，严格执行进出人员管理制度，根据不同疫情的不同防控要求填写具体内容。进入医院的人员必须提供相关从业证明（上岗证书）、健康证明，按各医院要求填写具体内容报告等书面资料，经医院相关职能部门审核后方能进入工作现场（具体按各医院要求）。

3. 严格控制护工/护理员在各病区流动，护工/护理员工作楼层、房间相对固定，严禁护工/护理员跨病区照护患者。减少护工/护理员与外来人员的接触，禁止护工/护理员之间、护工/护理员与患者及其家属聊天。不串楼面、串房间，一经查实严肃处理。禁止护工/护理员、管理人员亲友进入医院探访，护工/护理员固定病室陪护，不进行与服务内容无关的工作。

4. 严格遵守市外来返人员疫情防控措施的要求，护工/护理员、管理人员非必要不离开工作城市，如有特殊情况离开工作城市又返回者则需按医院防控隔离要求上报医院，经同意后方可进入医院服务（具体按各医院要求）。

5. 对所有来自或途经国内疫情中高风险地区的人员或与确诊病例密切接触的人员应按防疫要求如实上报，按要求实施防控，根据不同疫情的不同防控要求填写具体内容。

## （二）做好防控

1. 加强对护工/护理员××疫情防控的培训，培训覆盖率需达到100％，对护工/护理员进行相关传染性疾病知识内容考试和疫情防护防控措施考核。

2. 严格落实消毒隔离措施，掌握防护原则。护工/护理员必须按防护要求戴口罩、帽子，规范手卫生，必要时使用一次性手套。护工/护理员办加强督查，包括日间巡查、夜间巡查，每月对护工/护理员疫情防控工作进行考核并记录。

3. 基于所有的血液、体液、分泌物、排泄物、不完整皮肤、黏膜均有可能有感染因子的原则，为了最大限度地减少感染，护工/护理员应避免与上述物质直接接触，采取防护措施，必要时穿隔离衣。

4. 通风换气：保持病室空气清新，保持良好的自然通风，每日通风2～3次，每次时间不短于30分钟，通风时注意患者保暖。

5. 医疗废物严格管理，废弃口罩、隔离衣按医院规定处置。

## （三）严密排查

1. 加强在岗人员健康管理。做好每日流调，进行健康状况排查登记，实行在岗人员健康状况"一人一档"管理，全面掌握人员返岗前14天内的行动轨迹（地点具体到门牌号，时间具体到某日某时）、身体状况是否良好、是否与根据实际症状患者有过密切接触、返程交通工具及行程等情况。

2. 护工/护理员、管理人员每天上、下午各进行一次根据实际症状检测并登记。在院期间如出现根据实际症状等异常症状。应立即停止工作，上报护理部并送至根据实际症状门诊就诊。

3. 所有上报统计内容必须准确真实，需承担引起的法律责任。所有数据经护工/护理员管理人员核实无误后上报。

4. 公司将视疫情变化，根据国家政策适时对本制度进行修订。

## （四）后勤支持

1. 人员储备：人事部门做好管理员日常储备，各项目组做好护工/护理员日常储备，并做好招聘通路建设与维护，除满足常规人员优化需要外，也需为疫情紧急缺编情况做好预防与调配预案。

2. 物资储备：行政部门做好紧急物资储备及采购通路建设与维护，包括一定数量的防疫消杀物资（例如防护服、护目镜、防护帽、手套、口罩、酒精、消毒液等）、清洁物资（例如洗发水、沐浴露、洗手液、牙刷牙膏、毛巾、洗衣液等）、生活物资（例如纯净水、干粮、手电、电池、紧急药箱与常备药、女性用品等），以备疫情紧急封闭情况做好预防与调配预案。

3. 其他支持：疫情紧急状态下的工作人员分工排班预案，人员与物资输送的车辆安排与通行证获取预案，一定的财务资金支持预案等。

## 三十三、驻院管理员疫情防范工作考核表

附表 49　驻院管理员疫情防范工作考核表

区域：_____　医院：_____　姓名：_____　日期：_____

| 项目 | 内容 | 月 | 月 | 月 | 月 | 月 | 月 |
|---|---|---|---|---|---|---|---|
| 素质要求 | 1. 佩戴胸牌上岗。<br>2. 仪容端庄,举止大方。<br>3. 在岗在位,无迟到、早退,有行踪、留言。<br>4. 不留披肩发、长指甲,服装整洁。<br>5. 服从项目负责人工作分配,态度好。<br>6. 班组团结,能合作完成工作 | | | | | | |
| 手卫生 | 1. 洗手时机：熟知洗手时机("两前三后")。<br>2. 七步洗手法：掌握正确洗手方法。<br>3. 洗手时间不短于 2 分钟 | | | | | | |
| ××疫情防范 | 1. 医用口罩使用规范。<br>2. 帽子戴、脱规范。<br>3. 手套戴、脱规范。<br>4. 掌握××疫情防控管理制度。<br>5. 掌握疫情防控封闭管理紧急预案。<br>6. 护工/护理员进出严格把关,做好流调工作。<br>7. 完成组织护工/护理员根据院方要求填写具体信息的工作 | | | | | | |
| 护工/护理员考核 | 每月对所负责的护工/护理员进行疫情防控工作质控检查。<br>每日观测护工/护理员实际症状并登记汇总 | | | | | | |
| 总分 | | | | | | | |
| 考核人员 | | | | | | | |

备注：1. 由项目负责人每月对管理员进行考核,登记汇总。
　　　2. 以上项目不符合一次扣 5 分。
　　　3. 扣分原因写在反面。

## 三十四、疫情防控期间护工/护理员管理要求

附表 50　疫情防控期间护工/护理员管理要求

护工/护理员姓名：＿＿＿＿＿＿＿　编号：＿＿＿＿　医院：＿＿＿＿＿＿＿

| 项目 | 内容 | 单项分值 | 考核评分 | | | | | | |
| --- | --- | --- | --- | --- | --- | --- | --- | --- | --- |
| | | | 月日，姓名： | 月日，姓名： | 月日，姓名： | 月日，姓名： | 月日，姓名： | 月日，姓名： | 月日，姓名： |
| 素质要求 | 服装鞋帽整洁、挂牌上岗、统一着装，不穿拖鞋，不佩戴夸张外露首饰，指甲不长过甲缘 | 20 | | | | | | | |
| | 仪表仪容端庄，举止大方，保持"四轻" | | | | | | | | |
| | 态度和蔼，礼貌待人，文明用语 | | | | | | | | |
| 劳动纪律 | 遵守纪律，不离岗、不串岗、不聚集聊天 | 20 | | | | | | | |
| | 积极主动，服从工作安排，服从管理老师管理，不做任何违反院纪院规及公司规章制度的事情 | 20 | | | | | | | |
| 手卫生 | 洗手时机：熟知洗手时机（"两前三后"） | 10 | | | | | | | |
| | 七步洗手法：掌握正确洗手方法 | 10 | | | | | | | |
| ××疫情防范 | 医用口罩使用规范 | 20 | | | | | | | |
| | 帽子戴、脱规范 | | | | | | | | |
| | 手套戴、脱规范 | | | | | | | | |
| | 每日根据实际症状主动报告 | | | | | | | | |
| | 离开工作城市或离院经管理员审批 | | | | | | | | |
| | 按时根据院方要求填写具体信息 | | | | | | | | |
| 总分 | | | | | | | | | |
| 考核人员 | | | | | | | | | |

## 三十五、各类文件范本图

### 1. 各类记录本

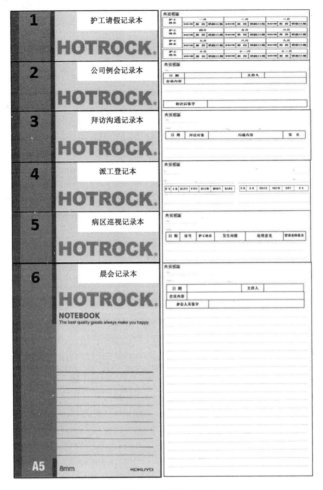

附图 2　各类记录本

### 2. 各类档案

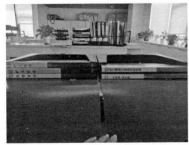 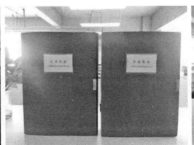 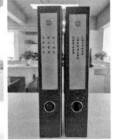

附图 3　各类档案